Laure.

Td139
56

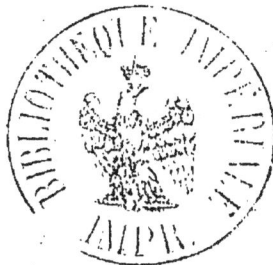

HISTOIRE MÉDICALE

DE

LA MARINE FRANÇAISE

BIBLIOTHÈQUE DU MÉDECIN DE MARINE

Chez les mêmes Libraires.

Traité de chirurgie navale, par le docteur L. Saurel, ex-chirurgien de deuxième classe de la marine, professeur agrégé à la Faculté de médecine de Montpellier, suivi d'un Résumé de leçons sur le **service chirurgical de la flotte**, par le docteur J. Rochard, chirurgien en chef de la marine, professeur à l'École de médecine navale du port de Brest. Paris, 1861. In-8 de 600 pages, avec figures intercalées dans le texte......... 8 fr.

Traité d'hygiène navale, ou De l'influence des conditions physiques et morales dans lesquelles l'homme de mer est appelé à vivre et des moyens de conserver sa santé, par le docteur J. B. Fonssagrives, professeur à l'École de médecine navale de Brest. Paris, 1859. In-8 de 800 pages, illustré de 57 planches intercalées dans le texte.................... 10 fr.

Ouvrage couronné par l'Institut (Académie des sciences), et adopté par S. Exc. le Ministre de la Marine et des Colonies pour les bibliothèques des ports et des navires de l'État.

Cet ouvrage, qui comble une importante lacune dans nos traités d'hygiène professionnelle, est divisé en six livres. — Livre Ier. Le navire étudié dans ses matériaux de construction, ses approvisionnements, ses chargements et sa topographie. — Livre II. L'homme de mer envisagé dans ses conditions de recrutement, de profession, de travaux, de mœurs, d'hygiène personnelle, etc. — Livre III. Influences qui dérivent de l'habitation nautique ; mouvements du bâtiment, atmosphère, encombrement, moyens d'assainissement du navire, et hygiène comparative des diverses sortes de bâtiments. — Livre IV. Influences extérieures au navire, c'est-à-dire influences pélagiennes, climatériques et sidérales, et hygiène des climats excessifs. — Livre V. Bromatologique nautique : eaux potables, eau distillée, boissons alcooliques, aromatiques, acidules, aliments exotiques. Parmi ces derniers, ceux qui présentent des propriétés vénéneuses permanentes ou accidentelles sont étudiés avec le plus grand soin. — Livre VI. Influences morales, c'est-à-dire régime moral, disciplinaire et religieux de l'homme de mer.

Hygiène alimentaire des malades, des convalescents et des valétudinaires, ou du Régime envisagé comme moyen thérapeutique, par le Dr J. B. Fonssagrives. Paris, 1861. 1 vol. in-8 de 660 pages. 8 fr.

Recherches sur les causes de la colique sèche, observée sur les navires de guerre français, particulièrement dans les régions équatoriales et sur les moyens d'en prévenir le développement, par le docteur A. Lefèvre, directeur du service de santé de la marine au port de Brest. Paris, 1859. In-8.. 4 fr. 50

Traité des maladies des Européens dans les pays chauds (régions tropicales), climatologie, maladies endémiques, par le docteur Dutroulau, ancien médecin en chef de la marine. Paris, 1861. In-8 de 620 pag. 8 fr.

Histoire médicale de la flotte française dans la mer Noire, pendant la guerre de Crimée, par le docteur A. Marroin, médecin en chef de cette flotte, 2e médecin en chef de la marine impériale de Cherbourg. Paris, 1861. 1 vol. in-8 de 230 pages......................... 3 fr. 50

Du Typhus épidémique et histoire médicale des épidémies de typhus observées au bagne de Toulon en 1855 et en 1856, par le docteur Barrallier, professeur de pathologie médicale à l'École de médecine navale du port de Toulon. Paris, 1861. 1 vol. in-8 de 350 pages............. .... 5 fr.

Atlas général d'Anatomie descriptive, topographique, etc., et de médecine opératoire, avec des considérations relatives à la pathologie interne et à la pathologie externe, par Marcellin Duval, professeur de clinique chirurgicale à l'École de médecine navale du port de Toulon, directeur du service de santé de la marine. Paris, 1853-1860. In-4 contenant en 28 planches 986 figures dessinées d'après nature et lithographiées par l'auteur. Avec texte in-4 et in-8. Figures noires................. 30 fr.
Figures coloriées....................................... 50 fr.

Guide pratique de l'accoucheur et de la sage-femme, par le docteur Lucien Penard, chirurgien principal de la marine, professeur d'accouchement à l'École de médecine de Rochefort. Paris, 1861. xxiv-504 pages, avec 87 figures................................. 3 fr. 50

Corbeil, typographie et stéréotypie de Crété.

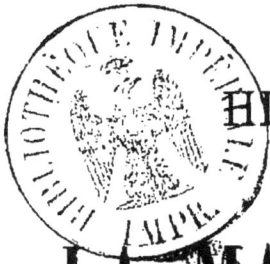

HISTOIRE MÉDICALE

DE

LA MARINE FRANÇAISE

PENDANT LES EXPÉDITIONS DE CHINE ET DE COCHINCHINE

(de 1859 à 1862)

PAR

LE DOCTEUR F. LAURE

MÉDECIN EN CHEF DES DEUX EXPÉDITIONS,
MÉDECIN PRINCIPAL DE LA MARINE IMPÉRIALE,
OFFICIER DE LA LÉGION D'HONNEUR,
CHEVALIER DES ORDRES DU SAUVEUR, D'ISABELLE LA CATHOLIQUE,
DÉCORÉ DES MÉDAILLES DE CRIMÉE, D'ITALIE ET DE CHINE.

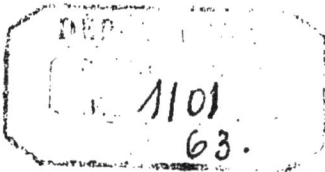

PARIS

J. B. BAILLIÈRE ET FILS,

LIBRAIRES DE L'ACADÉMIE IMPÉRIALE DE MÉDECINE,
rue Hautefeuille, 19.

BREST	TOULON
ALLEGUEN. — FRÉD. ROBERT.	MONGE. — RUMÈBE.

1864

1863

A

MONSIEUR LE VICE-AMIRAL CHARNER

SÉNATEUR, GRAND-CROIX DE LA LÉGION D'HONNEUR, ETC.

AMIRAL,

Permettez-moi de placer votre nom en tête de cette relation, comme témoignage de ma profonde gratitude pour la haute et bienveillante confiance dont vous n'avez cessé de m'honorer.

Je suis, avec le plus profond respect,

AMIRAL,

Votre très-obéissant serviteur,

F. LAURE.

AVANT-PROPOS

Le gouvernement de l'Empereur, dans son exposé de la situation au sénat et au corps législatif (an. 1861), a résumé en termes si saisissants et si précis les faits de guerre auxquels la médecine navale a participé, que je ne saurais mieux faire pour les mettre en relief que de reproduire ce passage si remarquable.

« La marine a continué de remplir sa mission de protection sur tous les points du globe où des intérêts français sont engagés.

« Indépendamment de ses obligations ordinaires, elle a eu à satisfaire à toutes les exigences de l'expédition de Chine. En moins de deux mois, cette expédition a été décidée, organisée. Les bâtiments de transport ont été réparés et armés, et on a pu procéder à l'embarquement d'un corps de 8,000 hommes, et du matériel énorme nécessaire à des troupes qui allaient agir à six mille lieues de leur base d'opération.

« Malgré la précipitation avec laquelle les préparatifs ont été faits, cette expédition, sans précédent, abordait six mois après sur les côtes du Céleste Empire, sans avoir éprouvé de pertes sensibles (1) pendant une aussi longue et pénible traversée.

(1) Ce fait, qui paraît surprenant lorsque l'on considère l'agglomération des équipages et des passagers, s'est également reproduit lors de l'expédition du Mexique. 20,000 hommes ont traversé l'océan

« Tandis que nos marins et les troupes de la marine prenaient une part brillante aux succès qui ont contraint la cour de Pékin à accepter les propositions de l'Empereur et à rétablir la croix dans la capitale de la Chine, une poignée d'hommes se maintenant dans Saïgon contre les attaques de l'armée annamite tout entière nous conservait une position avantageuse au milieu des provinces les plus fertiles et les plus riches de la Cochinchine. »

Appelé, par décision ministérielle du 3 septembre 1859, à diriger le service de Santé dans l'escadre des mers de Chine, j'ai rempli ces fonctions pendant plus de deux ans, et c'est le résultat de mon expérience que je viens soumettre à mes collègues de la marine et aux autres membres du corps médical.

Mon travail se divise, comme l'expédition elle-même, en deux parties : 1° expédition de Chine, 1859-60 ; 2° expédition de Cochinchine, 1861-62.

Dans la première partie, j'ai exposé : 1° les maladies observées sur les marins et les soldats du corps expéditionnaire pendant la traversée de France en Chine, en faisant ressortir toutes les particularités médicales propres aux bâtiments à voiles et à vapeur. Dans ce cadre rentraient les maladies internes telles que fièvres, maladies des voies digestives et des voies

Atlantique, se sont arrêtés aux Antilles, et ont subi des pertes tellement insignifiantes qu'elles ne peuvent entrer en ligne de compte. (Voir *Gazette hebdomadaire de médecine et de chirurgie,* 23 janvier 1863 : *Expédition du Mexique,* par M. Sénard, adjoint à l'Inspection générale du service de santé.)

respiratoires, etc., et les affections externes telles que blessures et maladies chirurgicales ; 2° l'itinéraire de l'expédition depuis l'arrivée dans la rivière de Shanghaï jusqu'à la prise de Pékin et la climatologie du nord de la Chine. Vient ensuite une esquisse des maladies qui règnent dans ces stations, les unes endémiques ou épidémiques, les autres sporadiques. Nous terminons cette première partie par le récit des événements depuis notre départ du Pet-chy-li jusqu'à notre retour à Shanghaï. Cette traversée a été signalée, ainsi qu'on le verra, par une épidémie de variole. Nous complétons le tableau par l'état du mouvement des malades traités à l'hôpital de Macao (1) et à l'ambulance de Canton.

La seconde partie comprend tout ce qui se rapporte à la campagne de Cochinchine. Des considérations sur le pays et sa climatologie précèdent l'exposé des maladies observées sur l'effectif complet de cette seconde expédition pendant une année entière. Les épidémies de choléra à Choquan et à Mytho offrent une gravité sérieuse, et j'espère qu'on en lira avec intérêt la relation. La colique sèche, qui a été l'objet de tant de discussions depuis quelques années, s'est développée à bord de nos navires, et nous avons eu le regret sur ce théâtre d'observation de nous trouver en désaccord avec un des médecins les plus éminents de la marine, M. le directeur Lefèvre.

Dans la clinique externe de cette seconde partie

(1) Hôpital mixte desservi par la marine.

figure le tableau des blessures par armes de guerre traitées à nos ambulances et des opérations qui y furent pratiquées. L'affection la plus intéressante du groupe des maladies chirurgicales est l'*ulcère phagédénique de Cochinchine*. Parmi les maladies de la peau, je n'en cite que deux à cause de leur prédominance : le lichen tropicus et l'ecthyma.

Ce travail se termine par l'état des mouvements des malades traités dans nos ambulances de janvier à décembre 1861, et par l'état récapitulatif des malades de l'escadre et du corps expéditionnaire renvoyés en France du 12 mai 1861 au 15 janvier 1862.

Je revenais de l'Adriatique, et je quittais la flotte de siége où j'avais l'honneur de servir sous les ordres de M. le vice-amical comte Bouët–Willaumez, lorsque, embarqué sur la frégate *la Renommée*, je partis avec l'expédition pour les mers de Chine.

Placée d'abord sous les ordres de M. le contre-amiral Page, l'escadre passa sous le commandement en chef de M. le vice-amiral Charner, enfin les dernières affaires auxquelles j'ai pris part en Cochinchine ont été dirigées par M. le contre-amiral Bonard.

Avant de tracer l'histoire médicale des deux expéditions, j'éprouve le besoin d'adresser mes vifs remerciements au chef d'état-major général de l'escadre des mers de Chine, M. le contre-amiral Laffon de Ladébat, pour l'empressement avec lequel il a toujours accueilli et fait exécuter les nombreuses propositions que j'ai eu à lui soumettre.

Le commissaire d'escadre, Ordonnateur, M. le com-

missaire général Faron, et son successeur en Cochinchine, M. de la Garlière, m'ont témoigné une sympa-
thie dont je leur suis reconnaissant et qui a rendu
l'accomplissement de ma tâche facile.

Les noms de MM. les capitaines de vaisseau Favin-
Levêque, du Quilio, de Lapelin, Coupvent-Desbois,
de Surville, de Jouslard, de MM. les capitaines de frégate Maudet et Jaurès, commandants ou seconds de
la *Renommée* et de l'*Impératrice-Eugénie*, ou aides de
camp de l'amiral, celui de M. Riccardi, aumônier
supérieur de l'escadre, se présentent naturellement
sous ma plume avec le précieux souvenir, soit de nos
fréquents rapports de service, soit de nos relations pri-
vées, toutes d'estime et d'affection.

Qu'il me soit permis de déclarer hautement l'estime
et la reconnaissance dont je suis pénétré envers nos
collègues de l'armée qui ont fait partie du corps expéditionnaire pour la bonne harmonie et l'excellente
confraternité qui n'ont cessé de régner entre eux et
les médecins de la marine, tant à bord des navires
que pendant la durée des expéditions. MM. Castano,
Gerrier et Didiot, médecins principaux, tour à tour
médecins en chef du corps expéditionnaire, MM. Armand et Champenois, médecins majors de première
classe, laissent parmi nous des souvenirs impérissables.

Après avoir signalé à l'amiral la belle conduite de
ceux de mes confrères qui ont eu l'occasion de se dis-
tinguer pendant la campagne, je cède encore au
besoin de rendre hommage au dévouement et à l'abné-
gation de nos officiers de Santé dans les deux expédi-

tions. Chacun d'eux a fait noblement son devoir, les circonstances difficiles qu'ils ont eu à traverser les ont trouvés d'une constance à toute épreuve. Les chirurgiens de première classe ont d'ailleurs donné l'exemple, nos plus jeunes confrères n'ont eu qu'à les imiter.

M. Aude, chirurgien de deuxième classe, a contribué pour une grande part au travail de statistique qui est annexé au rapport officiel.

Puis-je oublier enfin que notre inspecteur général, M. Reynaud, a suivi avec le plus vif intérêt les expéditions de Chine et de Cochinchine, et que, pendant qu'il hâtait, d'un côté, l'envoi de nos demandes de personnel, de médicaments et de matériel d'hôpital, il encourageait, de l'autre, nos efforts par des paroles flatteuses dont nous fûmes appelé avec bonheur à nous faire l'écho auprès de ceux qui nous entouraient.

Toulon, septembre 1863.

ESCADRE DES MERS DE CHINE.

TABLEAU DE LA COMPOSITION ET DE LA RÉPARTITION DU PERSONNEL MÉDICAL SUR LA FLOTTE ET A TERRE, EN 1860.

NOMS DES BATIMENTS.	NOMS DES CHIRURGIENS.	GRADE.
RENOMMÉE.........	Laure............	Chirurgien principal.
	Touchevier.........	— de 2e classe.
	Vidaillet..........	— de 3e cl. auxil.
IMPÉRATRICE EUGÉNIE	Romain...........	Chirurgien de 1re classe.
	Hennecart.........	— de 2e cl. auxil.
	Aude............	— de 3e classe.
NÉMÉSIS.......	Lamotte...........	Chirurgien de 1re classe.
	Duburquois........	— de 2e —
	Le Coniat	— de 3e —
CAPRICIEUSE.......	Rideau...........	Chirurgien de 1re classe.
	Gauthier........	— de 3e cl. auxil.
DUPERRÉ	Chabassu..........	Chirurgien principal.
	Vidal............	— de 2e classe.
	Dubois...........	— de 2e —
	Le Moine..........	Pharmacien de 1re classe.
	Bourayn..........	— de 2e —
	Pernet...........	— de 2e —
	Breton...........	Chirurgien de 3e cl. auxil.
	Gariel............	— —
	Braconnot.........	— —
	Massin...........	— —
FORTE...........	Sabatier..........	Chirurgien de 1re classe.
	Soboul...........	— de 3e cl. auxil.
VENGEANCE	Lagarde..........	Chirurgien de 1re classe.
	Haisteault.........	— de 3e cl. auxil.
PERSÉVÉRANTE......	Lalluyeaux d'Ormay.	Chirurgien de 1re classe.
	Jehanne..........	— de 3e —
ANDROMAQUE.......	Foll.............	Chirurgien de 1re classe.
	Lachâtre.........	— de 3e cl. auxil.
DIDON...........	Texier..........	Chirurgien de 3e classe.
DUCHAYLA.........	Léon............	Chirurgien de 2e classe.
	Voyé............	— de 3e —
FORBIN..........	Cras............	Chirurgien de 2e classe.
	Lemoine	— de 3e —
MARCEAU.........	Legris...........	Chirurgien de 3e classe.
PRIMAUGUET.......	Crouzet..........	Chirurgien de 3e classe.
PHLÉGÉTHON	German..........	Chirurgien de 2e classe.
LAPLACE..........	Bonnescuelle de Lespinois...	Chirurgien de 2e classe.
MONGE	Rabel...........	Chirurgien de 2e cl. auxil.
	Cardi...........	— de 3e —
ENTREPRENANTE	Boelle..........	Chirurgien de 2e classe.
	Gauchereau........	— de 3e cl. auxil.

NOMS		GRADE.
DES BATIMENTS.	DES CHIRURGIENS.	
DRYADE....	Huguet.............	Chirurgien de 2ᵉ classe.
	Piesvaux............	— de 3ᵉ —
GARONNE..........	Villaret.............	Chirurgien de 1ʳᵉ classe.
	Gayme.............	— de 2ᵉ —
	Col................	— de 3ᵉ cl. auxil.
	Olmetta..........	— de 3ᵉ —
	Grosbon...........	Pharmacien de 3ᵉ —
RHÔNE....	Le Coniat..........	Chirurgien de 1ʳᵉ classe.
	Faucheraud	— de 2ᵉ —
	Aurillac...........	— de 3ᵉ —
	Lelarge............	— de 3ᵉ —
	Butel..............	Pharmacien de 3ᵉ cl. auxil.
JURA.............	Bourayne..........	Chirurgien de 2ᵉ classe.
	Thinus............	— de 3ᵉ cl. auxil.
CALVADOS..........	Savina	Chirurgien de 2ᵉ classe.
	Trouvé............	— de 3ᵉ —
MARNE...........	Chaseix...........	Chirurgien de 2ᵉ classe.
	Monard...........	— de 3ᵉ —
DORDOGNE	Bienvenue..........	Chirurgien de 2ᵉ classe.
	Duteil............	— de 3ᵉ —
GIRONDE..........	Olivier............	Chirurgien de 2ᵉ classe.
DURANCE	Santelli	— de 2ᵉ —
	Pichon............	— de 3ᵉ —
SAÔNE............	Benoît de la Grandière	— de 2ᵉ —
	Garnier...........	— de 3ᵉ cl. auxil.
RHIN.............	Delmas............	Chirurgien de 2ᵉ classe.
	Roux	— de 3ᵉ cl. auxil.
NIÈVRE...........	Coppale...........	Chirurgien de 2ᵉ classe.
	Moreau	— de 3ᵉ —
ISÈRE	Bonnaud	Chirurgien de 2ᵉ classe.
	Borchard..........	— de 3ᵉ cl. auxil.
LOIRE............	Nettre............	Chirurgien de 2ᵉ cl. auxil.
	Lecouture-Dupuch...	— de 3ᵉ —
MEURTHE.........	Roger.............	Chirurgien de 3ᵉ classe.
DRAGONNE	Lucas.............	— de 2ᵉ —
MITRAILLE........	Galle.............	— de 2ᵉ —
ALARME..........	Aubin.............	— de 2ᵉ —
AVALANCHE	Henseling	— de 3ᵉ —
FUSÉE............	Erdinger	— de 3ᵉ —
PRÉGENT.....	Gailhard	— de 2ᵉ —
ÉCHO	Vidal	— de 2ᵉ —
WESER...........	Gantelme	Chirurgien de 1ʳᵉ classe.
	Teste-Wuide.......	— de 3ᵉ cl. auxil.
JAPON...........	L'Helgouach	Chirurgien de 2ᵉ cl. auxil.
	Mondot	— de 3ᵉ classe.
EUROPÉEN	Vesco.............	Chirurgien de 2ᵉ classe.
	Pillerault..........	— de 3ᵉ —

AVISOS ET CANONNIÈRES DE LA FLOTTILLE N'AYANT PAS DE CHIRURGIEN.

Hong-Kong.

Alon-Prah.

Kien-Chan.

Norzagaray.

Lily.

Schamrock.

Ondine.

Desroulède.

Météore.

Contest.

Fi-loong.

Grenada.

Formosa.

14 canonnières en fer, numérotées.

ESCADRE DES MERS DE CHINE.

SERVICE MÉDICAL A TERRE.

ÉTABLISSEMENTS HOSPITALIERS DE :	NOMS DES CHIRURGIENS.	GRADE.
MACAO.............	Dugé de Bernouville.	Chirurgien de 1re classe.
	Robert.............	— de 2e —
	Saget.............	— de 3e cl. auxil.
	Lefroid	Pharmacien de 3e classe.
CANTON...........	Julien.............	Chirurgien de 1re classe.
	Leroy-Desbarres.....	— de 2e —
	Franc.............	— de 3e —
TA-KOU	Falot	Chirurgien de 2e classe.
SAÏGON...........	Thierry	Chirurgien de 1re classe.
	Veyron-Lacroix	— de 1re —
	De Carové.........	— de 2e —
	Le Guern	— de 3e —
	Raynaud...........	— de 3e —
	Bassignot..........	— de 3e —
	Thil	— de 3e cl. auxil.
	Le Nourichel	— de 3e —
	Rochette..........	— de 3e —
	Collot-Béranger.....	Pharmacien de 3e —

En 1861, d'autres établissements hospitaliers, ceux de Choquan, Mytho et Bien–Hoa, furent créés en

Cochinchine et de nouveaux officiers de santé envoyés de France à Saigon pour les besoins du service de la flotte et pour celui des postes militaires et des ambulances ou hôpitaux. Ce furent MM.

Bonnescuelle de Lespinois.	Chirurgien de 1re classe.
Monin....................	— de 2e —
Laugier..	— de 2e —
Lequerré................	— de 3e —
Revillou................	— de 3e — auxil.
Curel...................	— de 3e — —
Margaillan..............	— de 3e — —
Bottmer................	— de 3e — —
Guérin	— de 3e — —
Buzard.................	— de 3e — —

OFFICIERS DE SANTÉ ATTACHÉS A L'INFANTERIE DE MARINE.

NOMS.	GRADES.
Mongrand.......	Chirurgien de 1re classe.
Borand.................	— de 2e —
Cosquer.	— de 2e —
Decugis.............	— de 2e
Falot (1)...............	— de 2e
Turc.......	— de 2e

(1) Déjà porté sur le tableau ci-contre.

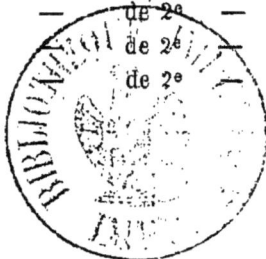

HISTOIRE MÉDICALE

DE

LA MARINE FRANÇAISE

PENDANT LES EXPÉDITIONS DE CHINE ET DE COCHINCHINE

La campagne à laquelle j'ai pris part, campagne mémorable qui a ouvert à la civilisation européenne les portes d'un vaste empire et doté la France de nouvelles possessions dans des contrées lointaines, comprend deux parties bien distinctes : 1° l'expédition de Chine; 2° l'expédition de Cochinchine.

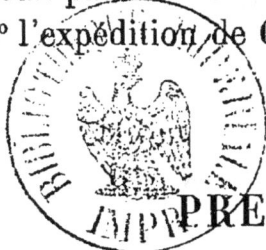

PREMIÈRE PARTIE

EXPÉDITION DE CHINE

INTRODUCTION. — TRAVERSÉE.

L'expédition de Chine avait pour but de venger l'insulte faite aux pavillons français et anglais à l'embouchure du Peï-ho.

Forcer l'entrée du fleuve, s'emparer des fortifications qui le défendent, marcher au besoin sur Pékin pour imposer nos conditions à l'empereur de Chine, tel était le plan de campagne des gouvernements alliés.

Pour en assurer l'exécution, une flotte nombreuse avait été équipée des deux côtés de la Manche et l'on vit sortir de tous les ports de guerre une multitude de navires d'espèces et de types différents qui s'étaient donné rendez-vous sur les côtes du Céleste Empire.

Les départs de France eurent lieu dans le courant des mois de novembre et décembre 1859 ; au mois de juillet 1860, tous les bâtiments se trouvaient réunis dans la baie de Tche-fou, prêts à appareiller au premier signal.

Un corps expéditionnaire de 8,000 hommes, commandé par le général de Montauban, avait pris passage sur nos transports, et il avait suffi de six mois pour résoudre le problème si hardi de l'envoi d'un corps d'armée dans l'extrême Orient.

Comment s'effectua cette longue traversée sous le rapport hygiénique et médical ? C'est ce qu'il importe tout d'abord de rechercher et de faire connaître.

Les transports qui avaient reçu nos troupes étaient de deux sortes : les uns à voiles et les autres à vapeur. Il dut en résulter une différence dans la durée du voyage. Mais cette différence, qui d'ailleurs ne fut sensible que pour un petit nombre de navires, eut-elle des effets notables sur l'état sanitaire du personnel de l'expédition, et pourrions-nous y trouver un motif de préférence, pour l'un ou l'autre mode de transport ?

Disons d'abord d'une manière générale que les 6,000 lieues qui séparent la France de l'empire chinois, ont été franchies heureusement sous le rapport sanitaire et que, malgré l'encombrement et ses conséquences si souvent funestes, la mortalité pendant le voyage a été beaucoup plus faible qu'on n'eût osé l'espérer : 109 décès pour un effectif de 12,000 hommes, équipages et passagers compris.

A quoi faut-il attribuer cette bonne fortune qui a déjoué tous les calculs et dépassé toutes les espérances? Aux dispositions prises par le gouvernement, à l'observance des lois de l'hygiène, à la sollicitude prévoyante et active des commandants, à la vigilance éclairée des médecins, au bon esprit ainsi qu'à l'entrain des équipages et des soldats passagers.

Ceux-ci, en effet, étaient tous ou presque tous des hommes de bonne volonté, pleins d'enthousiasme pour l'expédition, animés d'un mâle courage et bien décidés à affronter avec insouciance les fatigues inséparables de cette grande entreprise. On sait combien le moral influe sur le physique. Il faut donc admettre que les dispositions d'esprit si heureuses qu'on rencontrait parmi les passagers eurent une grande part dans le succès du voyage. Ajoutez à cela l'influence salutaire des relâches, des vivres frais en abondance, d'une ventilation active, des soins de propreté, d'une gymnastique intelligente, rendue obligatoire, des jeux en plein air, des chants, des spectacles, de toutes les distractions enfin qu'on peut imaginer en pleine mer, et vous aurez la clef de ce résultat admirable qui a exercé la plus grande influence sur l'issue rapide et brillante de l'expédition.

Que ne peut la volonté lorsqu'elle s'applique à la recherche du bien? Le manque d'espace, la gêne et les privations qui en résultent, les maladies qui en dépendent, les intempéries des climats, des saisons sont supportés avec courage et ces obstacles auxquels il faut opposer une lutte de tous les instants, loin d'affaiblir le moral des troupes, ne font qu'enflammer leur ardeur. Aussi, malgré la distance parcourue, malgré les transitions brusques, de température et toutes les vicissitudes de la navigation, malgré ces deux passages d'un hémisphère dans l'autre, voyons-nous un navire, la *Garonne*, dont l'effectif ne s'élève pas à moins de 962, ne pas perdre un seul homme tandis qu'un autre grand transport, le *Jura* n'enregistre pas plus de 3 décès.

Après cet aperçu général des faits, si nous entrons dans les détails, nous dirons que la mortalité a été relativement plus forte sur les bâtiments à voiles que sur les transports à vapeur ; que, parmi ces derniers, quelques-uns même n'ont eu qu'un petit nombre de malades; que le scorbut qui a sévi sur les bâtiments à voiles, a relativement épargné les navires à vapeur, et, enfin, que les équipages des transports qui ont le plus souffert se sont ressentis pendant la première année de la campagne de la durée et des conditions sanitaires fâcheuses de la traversée de France en Chine.

La première conséquence à tirer de ces faits, c'est qu'il est d'une bonne hygiène de multiplier les relâches. Malheureusement le contraire a eu lieu pour les bâtiments à voiles. Ainsi, la *Vengeance,* la *Forte,* l'*Andromaque* et la *Persévérante*, dans ce long trajet de France en Chine, n'ont laissé tomber l'ancre qu'une seule fois, au cap de Bonne-Espérance.

Les deux premiers navires ont mis cinq mois et demi, les deux derniers sept mois pour se rendre des ports de France au lieu du rendez-vous.

Des cinq transports à voiles, c'est l'*Andromaque* (effectif 792), qui a le plus souffert. Elle a perdu 22 hommes et s'est trouvée en proie à deux épidémies, une de variole, l'autre d'angine couenneuse.

La *Persévérante* (effectif 719), la *Forte* (effectif 698), la *Vengeance* (effectif 716), le *Duperré* (effectif 640), viennent ensuite par ordre numérique eu égard au nombre de décès : 9, 6, 5, 3. Mais il est à remarquer que la maladie dominante n'a pas été la même sur ces divers navires.

La *Persévérante* a eu pour caractéristique de sa constitution médicale, la fièvre typhoïde, rarement le typhus, et en seconde ligne le scorbut;

La *Forte*, les fièvres pernicieuses ;

La *Vengeance*, la fièvre typhoïde et une épidémie sérieuse de scorbut;

Le *Duperré*, commandant Bourgois, le dernier vaisseau à voiles qui probablement doublera le cap de Bonne-Espérance, n'a offert aucun caractère particulier. C'est de tous les transports de même espèce celui qui a joui du meilleur état sanitaire. Notons en passant que ce vaisseau n'avait qu'un chiffre restreint de passagers et qu'il a compté trois relâches au lieu d'une : Ténériffe, le Cap, Singapore.

Parmi les bâtiments pourvus d'une machine, l'*Entreprenante* a eu le plus grand nombre de malades et de décès (12). Il est vrai que son effectif était le

plus élevé (1300). Viennent ensuite par ordre décroissant, eu égard à la mortalité :

	Effectifs.	Décès.
Le *Rhône*	1115	9
Le *Calvados*	375	8
L'*Impératrice-Eugénie*	600	5
La *Renommée*.	514	4
Le *Rhin*.	260	4
Le *Jura*.	972	3
L'*Européen*	417	2
La *Nièvre*.	300	1
La *Loire*.	256	1
Le *Weser*.	433	»
Le *Japon*.	432	»

Si quelques-uns des navires à vapeur ont offert pendant la traversée une constitution morbide particulière,
la plupart n'ont présenté que des affections variées, sans
prédominance d'aucune d'elles.

Parmi les premiers nous devons mentionner :

L'*Entreprenante* : fièvre typhoïde et scorbut ; affections diphthéritiques buccales et cutanées ;

Le *Rhône* : fièvre typhoïde ; plusieurs cas d'angine
couenneuse ;

La *Dryade* : fièvre typhoïde ;

La *Renommée* : Affections des voies respiratoires ;
pleurésies graves ;

L'*Impératrice-Eugénie* : angine couenneuse.

Le *Calvados*, le *Weser* et l'*Européen* ont eu quelques
cas de variole.

Tous ces navires, dans leur traversée de France en
Chine, ont compté de trois à sept relâches.

En résumé, le total général de l'expédition de Chine était de 11,882 hommes.

Pendant la traversée, le total général des décès a été de 109, se décomposant ainsi :

5 bâtiments à voiles ayant ensemble un effectif de 3,765 (45 décès).

13 bâtiments à vapeur ayant ensemble un effectif de 8,117 (64 décès).

D'où une différence de mortalité d'un tiers au moins en faveur des navires à vapeur. Ce résultat, joint à la rapidité plus grande des traversées, ne démontre-t-il pas clairement la supériorité de la vapeur comparée à la voile et ne doit-il pas pour les expéditions futures envisagées au point de vue de l'hygiène, assurer la prééminence à ce mode de transport?

Du reste, nous allons analyser comparativement pour les deux sortes de transports, les maladies observées pendant la traversée en suivant l'ordre nosologique qui nous paraît le plus rationnel.

CHAPITRE PREMIER

Art. 1ᵉʳ. — Clinique interne.

FIÈVRES. — Des fièvres de tout genre, continues, intermittentes, éruptives et éphémères ont été observées sur la plupart des navires pendant la traversée de France en Chine.

Fièvres continues. — Elles ont été à la fois les plus communes et les plus graves.

Des cinq bâtiments à voiles, la *Persévérante* et la *Vengeance* en ont été plus particulièrement éprouvées. Le premier de ces navires a enregistré 7 décès et la *Vengeance* 2, causés par la fièvre typhoïde. L'*Andromaque*, la *Forte* et le *Duperré* n'ont eu que des cas isolés. Ce privilége est facile à expliquer pour le *Duperré* qui, à deux batteries, joignait encore l'avantage de n'avoir qu'un nombre restreint de passagers. Mais il n'en est pas ainsi pour l'*Andromaque* et pour la *Forte*. En trouverions-nous la cause dans la constitution pathologique qui régnait sur chacune de ces frégates, variole et angine couenneuse d'une part, fièvres pernicieuses de l'autre, influence qui aurait suscité sur ces navires une sorte d'antagonisme morbide? Sans pouvoir l'affirmer, n'est-il pas permis de le croire, d'après ce qui s'observe en tout lieu quand une influence morbifique s'étend sur une population, lorsqu'une affection, quelle qu'elle soit, vient à prédominer?

Parmi les bâtiments à vapeur, le *Rhône* l'emporte sur tous les autres, soit par le nombre, soit par la gravité des cas. A quoi attribuer cette prééminence? Serait-elle due à une agglomération plus compacte, à des circonstances particulières de navigation, à la durée plus grande des traversées? Il n'en est rien, L'*Entreprenante* et la *Dryade* avaient un nombre plus considérable de passagers et le *Rhône* n'a pas été plus contrarié que les autres par le temps et l'état de la mer. Y avait-il prédisposition? (Le 2e bataillon de chasseurs qui avait pris passage sur ce navire venait de Paris où régnait la fièvre typhoïde.) Il est difficile de se prononcer à cet égard, tant sont complexes, délicates et obscures la plupart des questions d'étiologie.

Après le *Rhône* qui, sur 32 cas dont 12 graves a compté 8 décès, viennent l'*Entreprenante* et la *Dryade*. 12 cas, 6 décès sur l'*Entreprenante*; 9 cas, 3 décès sur la *Dryade*. Les autres navires n'ont eu que des cas isolés; quelques-uns même, tels que la *Renommée*, la *Nièvre*, la *Loire*, le *Wéser* et le *Japon*, en ont été tout à fait exempts.

Le total des décès causés par la fièvre typhoïde a été de 31.

C'est de France au Cap, dans la période initiale de la traversée, que les premiers cas se sont présentés; mais c'est pendant la seconde étape, celle du Cap à Singapore, que l'affection a sévi avec le plus d'intensité. Tous les chirurgiens-majors s'accordent à signaler dans ces fièvres la forme ataxo-adynamique. — Sur quelques navires, les symptômes cérébraux offraient d'emblée une telle prédominance qu'on a pu croire à l'invasion du typhus. L'éruption caractéristique de cette dernière affection a même été constatée chez un malade par M. Lalluyeaux d'Ormay, de la *Persévérante* ; sur deux sujets par M. le Coniat, du *Rhône*, et chez un sujet par M. Delmas, du *Rhin*. Tous ces cas, d'ailleurs, ont été mortels.

L'encombrement, le foyer d'infection qui en résulte, telles sont les causes évidentes et incontestées de ces fièvres. Comment se fait-il cependant que certains navires aient échappé à cet empoisonnement miasmatique qui, pour un voyage de même nature, semblait devoir peser fatalement sur tous ? C'est d'abord que les circonstances de navigation n'ont pas été absolument semblables, et ensuite que l'entassement différait lui-même d'une manière sensible.

La première de ces causes a dû jouer un très-grand rôle dans le développement de la maladie, suivant que le temps et l'état de la mer ont permis plus ou moins souvent d'aérer le navire, seule mesure, on le sait, capable de prévenir l'évolution de l'infectieux redoutable qu'engendrent les miasmes humains. Mais la seconde cause, l'entassement, doit être prise aussi en considération.

Certains transports, par exemple, le *Calvados*, le *Rhin*, la *Nièvre*, la *Loire*, plus spécialement chargés de matériel, n'avaient qu'un effectif réduit, d'où les conditions hygiéniques meilleures dans lesquelles ils se trouvaient placés. Il n'en était pas de même pourtant de la *Garonne* et du *Jura* qui portant chacun un millier d'hommes, n'en ont pas moins joui d'une immunité relative. Pour le *Jura*, on peut arguer de cette considération qu'il n'avait à son bord comme passagers que des homme d'élite, d'une constitution vigoureuse, appartenant à des armes spéciales, génie, artillerie. Et cependant, ne sait-on pas que la résistance vitale n'est pas en proportion de la force musculaire, non plus que de la taille et de l'ampleur des formes ?

Quoi qu'il en soit, une semblable raison ne peut être invoquée pour la *Garonne* qui portait un bataillon du 102ᵉ de ligne, c'est-à-dire un groupe d'hommes pris au hasard pour les qualités physiques. L'immunité remarquable dont a joui ce navire qui n'a pas perdu un seul homme pendant la traversée, tiendrait-elle, indépendamment des circonstances de navigation, au ventilateur dont seul il était pourvu et qui a fonctionné sans relâche pendant toute la durée du voyage? S'il en était ainsi et nous pencherions volontiers pour l'affirmative, l'emploi de ces appareils devrait être généralisé et rendu même obligatoire pour tous les navires et dans toutes les conditions d'armement.

On ne saurait trop recommander non plus la fréquence des relâches. Le bien-être qui résulte du nettoyage et de l'aération du navire, des soins de propreté imposés aux hommes, de leur séjour prolongé sur le pont, à l'air libre, de l'usage de vivres frais, de quelques promenades à terre, des distractions du mouillage enfin, exerce incontestablement la plus haute influence sur l'état sanitaire de l'équipage et des passagers. N'est-ce pas préparer le succès d'une expédition que de maintenir ceux qui doivent y prendre part, dans les conditions physiques et morales les plus avantageuses?

Je n'ignore pas que la guerre a des nécessités fatales, impérieuses, devant lesquelles il faudra toujours s'incliner; mais n'oublions jamais que l'hygiène réclame aussi ses droits et que les règles si sages qu'elle conseille s'imposent quelquefois d'elles-mêmes en dépit de tous les obstacles.

Fièvres intermittentes. — Des fièvres intermittentes à type tierce ou quotidien se sont déclarées en mer sur la plupart des navires, mais principalement à bord de la *Forte* et de la *Vengeance*. C'étaient en général des fièvres récidivées attaquant des soldats d'infanterie de marine qui avaient antérieurement séjourné dans les colonies. Cependant, à bord de la *Forte*, le mal a pris un caractère particulier. De France au Cap, il a régné sur ce navire une véritable épidémie de fièvres pernicieuses qui, s'ajoutant comme complication à toutes les maladies intercurrentes, en augmentaient singulièrement la gravité et en rendaient même la terminaison promptement funeste. Le chirurgien-major cette frégate, M. Sabatier, a eu la sagacité de découvrir la nature maligne de cet élément pathologique et a pu dès lors arrêter la mortalité qui menaçait de s'étendre à bon nombre de malades. Le sulfate de quinine à haute dose a été le remède héroïque de ces fièvres. M. Sabatier en attribue le développement à un concours de circonstances spéciales parmi lesquelles figure la chaleur humide. La frégate était sous l'équateur lors du premier décès. Pendant quinze jours on n'avait pu ouvrir les sabords à cause de l'état de la mer, et les œuvres mortes du navire laissaient filtrer l'eau, ce qui occasionnait un excès d'humidité dans toutes les parties du bâtiment. Toutes les précautions hygiéniques avaient d'ailleurs été employées : dégagement permanent de chlore dans l'hôpital et le faux pont au moyen de draps de lit imbibés d'eau chlorurée et étendus sur une corde, blanchiments à la chaux fréquents, ventilation bien entendue, surveillance active de la propreté des hommes et du navire.

Dans cette épidémie de fièvres de la *Forte*, faut-il voir une preuve de l'existence du marais nautique? Si ces faits se multipliaient, l'opinion de M. Fonssagrives (1), médecin en chef de la marine, compterait certainement plus d'adeptes parmi les chirurgiens de la flotte; mais combien sont rares en pleine mer, il faut en convenir, ces constitutions pathologiques à type intermittent dont la cause, échappant à toute autre interprétation, paraît indubitablement inhérente au navire! C'est la fièvre typhoïde, c'est le typhus, chacun le sait, qu'on observe communément dans les conditions d'hygiène fâcheuses de la navigation. Alors même que, par exception, elles apparaissent avec le type intermittent, ces pyrexies, de nature complexe, ont le plus

(1) *Traité d'hygiène navale*, Paris, 1856, p. 248.

souvent et par-dessus tout quelque chose de spécial, je
veux parler de ce fond typhique qui en révèle l'origine
et en augmente en même temps la gravité en les rendant réfractaires au sulfate de quinine. J'en ai observé
autrefois un exemple remarquable à bord de la frégate
la Constitution dans une traversée de Toulon au Sénégal
accomplie dans de mauvaises conditions.

Fièvres éruptives. — Dans le groupe des fièvres
éruptives, la variole a dominé. Toutefois, cet exanthème
ne s'est montré que sur un petit nombre de navires et
n'a sévi un peu plus fortement que sur un seul. Devons-
nous reconnaître dans cet exemple un des bienfaits de
la revaccination mise en pratique depuis quelques années dans tous les corps de troupes et les divisions des
équipages de la flotte et sur laquelle nous avons publié
un travail (1)? Toujours est-il que, bénin, clair-semé
sur le *Calvados*, le *Rhône*, le *Weser* et l'*Européen*, qui
n'ont offert ensemble que 12 cas de petite vérole dont
1 de variole, 9 de varioloïde et 1 de varicelle, l'exanthème variolique n'a sévi avec plus de force que sur
l'*Andromaque*. 63 cas de petite vérole franche ou
mitigée ont été observés sur ce navire et principalement de France au Cap. Dans le nombre total des
varioleux figurent 42 passagers ; c'est parmi ces derniers que le premier cas s'est déclaré deux jours seulement après le départ. La compagnie d'infanterie de
marine dont ce malade faisait partie était venue de
Rochefort où régnait alors la petite vérole. Bien que
cette fièvre éruptive puisse se développer spontané-

(1) *Union médicale.* 1859.

ment, tout porte à croire ici que le germe de l'épidémie de l'*Andromaque* avait été puisé à Rochefort par les troupes qui, avant d'embarquer, avaient tenu garnison dans cette ville.

Sur les 63 varioleux, 2 succombèrent et M. Foll fait remarquer que ces deux sujets ne portaient aucune trace de vaccine.

Deux cas de *scarlatine* dont un suivi de mort se sont manifestés à bord de la *Forte* peu de temps après le départ. Cette fièvre éruptive s'observait alors à Cherbourg d'où le navire avait mis à la voile.

Sur la *Nièvre*, partie de Toulon, il s'en présenta également un cas dans la traversée du Cap à Singapore.

Un seul cas de *rougeole*, mais funeste, a eu lieu durant la traversée. C'est l'*Andromaque* qui l'a inscrit sur son bilan.

MALADIES DES VOIES DIGESTIVES. — Gingivites et stomatites. — Très-communes sur la plupart des navires, surtout au début de la campagne, les gingivites et les stomatites reconnaissent surtout pour cause l'usage du biscuit et des viandes salées. Une médication très-simple suffit pour les arrêter quand elles ne sont pas l'indice d'un état scorbutique. Gargarisme acidulé, pain frais, aliments légers pendant huit jours.

Amygdalites, angines simples. — Des amygdalites, des angines simples dues aux vicissitudes atmosphériques, ont régné sur les navires à différentes époques de la traversée.

Angine couenneuse. — A côté de ces angines purement inflammatoires, d'une terminaison constam-

ment heureuse, nous avons à noter une maladie redoutable entre toutes, tant par son pronostic toujours
grave que par la facilité de sa propagation, je veux
parler de l'angine couenneuse.

Observée àl'état sporadique, sur plus de la moitié
des navires, elle a régné sous forme épidémique à bord
de l'*Andromaque* où elle a fait presque autant de victimes qu'elle a frappé d'individus. (9 décès sur 10 cas.)
L'invasion de la maladie a eu lieu le 15 janvier, et le
dernier cas le 7 mai. Le premier sujet atteint a été
un matelot fusilier et le dernier un homme de l'équipage. Le chirurgien-major, M. Foll, attribue le développement de la maladie à l'encombrement et à l'excès
d'humidité. Il considère l'angine spécifique comme la
manifestation locale d'une altération du sang, d'un
empoisonnement par les septiques. Le mal débutait
par les amygdales. De l'une d'elles ou des deux à la
fois, les fausses membranes, d'un aspect grisâtre, s'é-
tendaient rapidement au voile du palais et à la partie
postérieure du pharynx. Alors apparaissait l'engorge-
ment des ganglions maxillaires et cervicaux. Vers le
quatrième jour, la voix devenait nasonnée, la dégluti-
tion très-difficile, quelquefois même impossible et les,
liquides ainsi que les aliments introduits dans la bouche,
ne pouvant franchir l'isthme du gosier, étaient rejetés
par le nez. La paralysie du voile du palais variant seulement par le degré et l'étendue, a été un symptôme
constant à bord de l'*Andromaque*. Ceux même qui ont
été assez heureux pour guérir ont conservé longtemps
une altération du timbre de la voix et le symptôme si in-

commodé du rejet des aliments par le nez. Deux fois, M. Foll a noté un écoulement de sanie fétide par les fosses nasales. Quand la maladie devait se terminer par la mort, on voyait se dérouler toute la série des symptômes ataxo-adynamiques.

Dans le chiffre total de 16 cas, l'équipage figure pour 10.

Voici le traitement qui avait été adopté : à l'intérieur, les préparations de quinquina et le sulfate de quinine ; à l'extérieur, la cautérisation avec le nitrate d'argent ou l'acide chlorhydrique, les gargarismes avec le chlorate de potasse, employé aussi à l'intérieur, et le sous-borate de soude.

L'affection diphthéritique ne s'est pas montrée seulement dans les différentes parties de la cavité buccale et de l'arrière-bouche, elle a encore envahi les surfaces dénudées, des plaies, des vésicatoires qui se sont recouverts de fausses membranes et ont été le siége d'une inflammation de mauvaise nature.

De Singapore à Hong-Kong, l'*Entreprenante* a consigné également un certain nombre de diphthérites buccales et cutanées, mais elle n'a compté qu'une seule victime.

La *Persévérante* a présenté 29 cas d'angines spéciales, que M. d'Ormay désigne sous le nom d'angines *ulcéreuses* et qu'il rapporte surtout à l'influence de l'humidité. Ces angines ont suivi dans leur marche les oscillations de l'hygromètre et sont toujours d'ailleurs restées limitées à l'arrière-bouche sans jamais s'étendre aux voies aériennes et sans faire de victimes.

Le *Rhône*, l'*Impératrice-Eugénie*, la *Vengeance*, la
Dryade, le *Rhin*, le *Weser*, l'*Européen*, tels sont les
navires qui complètent la série des bâtiments sur lesquels l'angine couenneuse a été observée. Le chirurgien-major du *Rhône*, M. le Coniat, a noté sur un de
ses malades la paralysie du voile du palais. Sur 5 cas,
l'*Impératrice-Eugénie* a compté 2 décès.

Embarras gastriques. — Très-communs sur les
navires qui prennent la mer, les embarras gastriques
ne sont pas seulement le résultat d'un régime nouveau
et spécial ; dans la navigation du nord au sud de l'A-
tlantique, ils reconnaissent encore pour cause l'influence des chaleurs tropicales. Celles-ci ont pour effet
ordinaire de rompre l'équilibre entre les fonctions cutanées et digestives, et le préjudice de cette perturbation
porte principalement sur l'estomac qui est frappé de
langueur et d'atonie. Fébriles ou apyrétiques, ces
embarras des premières voies sont combattus avantageusement par les évacuants gastriques ou intestinaux.

Diarrhée. — La diarrhée s'est montrée principalement à partir de Singapore. L'usage immodéré des
fruits du pays : oranges, ananas, etc., l'excès dans le
boire auquel invitent sans cesse les chaleurs équatoriales, l'influence endémique enfin en étaient les principales causes. La forme bilieuse était de toutes la plus
fréquente. Les opiacés, les astringents, les purgatifs
salins, constituaient la base du traitement.

Dysentérie. — Si l'on en excepte la *Dryade* qui, depuis le mois de janvier 1860, un mois après son départ
de France, a toujours eu en traitement quelques cas de

dysentérie, sans qu'on ait pu saisir la cause de cette particularité, cette affection ne s'est manifestée qu'à la fin de la traversée et dans les mers de Chine. Elle n'a été observée d'ailleurs que sur deux autres navires, l'*Andromaque*, 14 cas, la *Nièvre*, 1 cas. En général assez bénignes, ces premières atteintes reconnaissaient les mêmes causes que la diarrhée dont elles étaient souvent la suite. Aucune d'elles n'a été suivie de mort. Quelques malades seulement, lors de l'arrivée des navires à Hong-Kong, ont été dirigés sur l'hôpital de Macao.

Colique sèche. — 29 cas de colique sèche, tel est le tribut payé à cette maladie pendant la traversée de France en Chine. Il se décompose de la manière suivante : *Andromaque* 4, *Renommée* 1, *Rhône* 5, *Dryade* 2, *Nièvre* 1, *Weser* 5, *Européen* 2, *Japon* 10. Dans cette répartition, sur 5 bâtiments à voiles, on n'en voit figurer qu'un seul, tandis qu'on compte 7 navires à vapeur sur 14.

Sur la *Renommée,* le *Rhône,* la *Dryade* et la *Nièvre,* l'invasion a eu lieu entre les tropiques pendant la traversée de France au Cap ; pour les autres bâtiments au contraire, c'est au delà du Cap, dans l'océan Indien ou dans les mers de Chine.

La spécialité des professions comme cause prédisposante de la colique sèche est un fait remarquable qui ressort de presque toutes les observations. A l'exception de l'*Andromaque* et de la *Dryade* dont le rapport de campagne a omis ce renseignement, tous les navires ont signalé les professions suivantes : Mécanicien, chauffeur, infirmier, cuisinier, boulanger, distributeur, cantinière.

Sans se prononcer d'une manière absolue sur la question d'étiologie, la plupart des chirurgiens-majors font pressentir que, loin de croire à l'identité de la colique sèche et de la colique de plomb, ils inclinent plutôt vers l'opinion contraire.

M. Foll, de l'*Andromaque*, caractérise ces coliques du nom de colique végétale ; M. L'Helgouach, du *Japon*, donne le nom de colique saturnine à l'une d'elles et de colique sèche aux autres comme pour établir leur différence étiologique. — MM. Gantelme, du *Weser*, Vesco, de l'*Européen*, Coppale, de la *Nièvre*, déclarent n'avoir pu découvrir dans les cas qu'ils ont observés la source d'un empoisonnement saturnin. Je dois faire le même aveu en ce qui concerne le seul cas de la *Renommée*. M. le Coniat, du *Rhône*, qui a observé chez tous ses malades le liséré de Burton, admet pour trois infirmiers et une cantinière qui s'étaient servis pour leur repas d'ustensiles d'hôpital, la possibilité d'un empoisonnement saturnin, mais il est dans un grand embarras pour le cuisinier du commandant. « Le plancher de sa cuisine, dit-il, est recouvert de feuilles de cuivre, aucun vase contenant du plomb n'est à sa disposition ; il boit dans un verre ; son vin est contenu dans une bouteille ainsi que son eau qui n'est autre que celle puisée au filtre du commandant ; il se nourrit de la desserte de la table ; il n'est donc pas facile de trouver ici l'influence du plomb à moins d'incriminer les casseroles. Et en ce cas, pourquoi le cuisinier seul est-il atteint? » Ce malade, le plus grave de tous, a eu des convulsions épileptiformes. — Nous aurons occasion de revenir plus tard sur cette importante question.

Choléra. — Deux cas de choléra sporadique à bord de la *Renommée*, le premier dans l'Atlantique au passage de la ligne, le second à Singapore, l'un et l'autre précédés de diarrhée et occasionnés par un écart de régime ; quelques cholérines à bord du *Duperré*, du Cap à Singapore, quelques symptômes cholériformes à bord de la *Loire* pendant la traversée de Hong-Kong à Woosung, sont les seuls accidents de cette nature, exempts de gravité d'ailleurs, qui aient été notés.

Hépatite. — Le *Rhin* et le *Calvados* ont consigné chacun un cas d'hépatite.

Maladies des voies respiratoires. — Les maladies des voies respiratoires n'ont pas été seulement nombreuses et fréquentes, elles se sont encore fait remarquer, les unes par leur opiniâtreté, les autres par leur gravité.

Chacune des phases de la traversée a eu sa part d'affections des voies aériennes.

Dans la grande navigation, le changement continuel de latitude, la différence de température entre le jour et la nuit, les chaleurs accablantes de la zone torride qui portent à rechercher l'air frais avec avidité, les imprudences de toute espèce commises dans ce but, surtout pendant la nuit, les vicissitudes atmosphériques, le défaut d'exercice enfin qui, en ralentissant l'innervation et la calorification, diminue en même temps la

force de résistance vitale, tout concourt à la production
des affections catarrhales.

Bronchites. — Indépendamment de leur fréquence,
les bronchites ont offert ceci de particulier qu'elles se
compliquaient souvent d'un élément nerveux qui les
rendait d'une opiniàtreté désespérante. Ce caractère
spécial, cette forme particulière s'est présentée surtout
dans les mers de Chine, et il est peu de navires qui
n'aient pas été envahis par une épidémie de *grippe*.

Pneumonies et pleurésies. — Les pleuro-pneumo-
nies, les pleurésies se terminaient souvent par épanchement et le pronostic devenait alors très-grave. J'ai
pu constater moi-même, à bord de la *Renommée*, cette
fâcheuse tendance des phlegmasies de la plèvre et la
difficulté qu'il y avait à la conjurer. Dans ces pleurésies graves, l'organisme, affaibli par un long séjour à la
mer et la chaleur humide des régions équatoriales, s'af-
faissait et il se produisait même quelquefois un épanchement dans le péricarde qui accélérait le terme fatal.

Quand on a été témoin de ces faits, on n'hésite pas
à conseiller non pas seulement de renoncer d'une manière absolue aux émissions sanguines, mais encore
d'employer dès le premier jour de la maladie, le bouillon
et le vin de quinquina concurremment avec les contro-
stimulants et les révulsifs cutanés. On peut prévenir
de la sorte, chez quelques pleurétiques, la terminaison
par épanchement.

En vertu d'une décision ministérielle déjà ancienne,
il est accordé deux gilets de flanelle par homme aux
navires de la station de l'Indo-Chine. Assurément

on ne peut qu'applaudir à une pareille mesure, mais pour qu'elle produisît tout son effet utile, il conviendrait, à mon avis, de délivrer ces objets au Cap et non à l'entrée des mers de Chine ainsi que le prescrit la dépêche. C'est en effet dans la traversée de l'océan Indien que les équipages déjà fatigués par un long séjour à la mer sont particulièrement exposés aux maladies graves des voies respiratoires.

Phthisie. — La phthisie pulmonaire n'a pas laissé que de se révéler sur quelques navires dans le cours de ce long voyage. Ce n'est pas que la navigation soit une des causes de la diathèse tuberculeuse, mais si elle ne la produit pas, elle n'en empêche pas non plus le développement. Elle contribue même à en accélérer la marche quand on vient à parcourir de grandes distances sous des latitudes différentes et qu'il faut traverser la zone torride pour arriver au but. 25 cas de phthisie ont été consignés dans les rapports de campagne et aucun de ces malades n'a retiré quelque bénéfice de la navigation. Loin de là, ils ont été déposés dans les hôpitaux, à la première relâche, quand la marche de la maladie n'a pas été assez rapide pour ôter même cette ressource. Ces faits viennent en confirmation des faits et des conclusions si nettement exposés par M. le docteur J. Rochard, chirurgien en chef de la marine, dans un mémoire couronné par l'Académie de médecine (1).

Rhumatisme articulaire aigu. — A côté des affec-

___

(1) *Mémoires de l'Académie impériale de médecine.* Paris, 1856, tome XX.

tions catarrhales, particulièrement pendant la première étape, ont régné des rhumatismes articulaires aigus dont deux ont été accompagnés de symptômes céré-braux. — La *Forte* et la *Dryade* sont les deux navires qui en ont présenté le plus grand nombre, 7 chacun. Viennent ensuite, par ordre décroissant, le *Duperré*, la *Loire*, la *Vengeance*, la *Nièvre* et le *Jura*.

Scorbut. — Malgré les précautions hygiéniques que nous avons déjà fait connaître, malgré l'usage préventif du *jus de citron* sous les latitudes chaudes, le scorbut s'est manifesté sur un grand nombre de navires.

Faible, léger, limité aux gencives, à de rares excep-tions près, sur les bâtiments à vapeur, il a pris plus d'extension sur les transports à voiles qui, par la lon-gueur des traversées et le petit nombre de relâches, donnaient plus de prise à cette cachexie.

La *Vengeance* est de tous les transports celui qui en a été le plus éprouvé. Son effectif pour cette catégorie de malades s'élève au chiffre de 176. Viennent ensuite par ordre décroissant la *Forte*, la *Persévérante*, l'*Andromaque* et le *Duperré*. C'est dans la seconde partie de la traversée que s'est déclaré le scorbut. Aussi, en présence de l'inefficacité du jus de citron comme moyen préventif, une relâche à Singapore ou au détroit de Banca eût-elle été hygiéniquement très-utile à ces navires ?

Quoiqu'il n'ait pu empêcher l'invasion du scorbut, le jus de citron n'en a pas moins rendu de bons ser-vices en retardant le développement et en atténuant les effets de cette maladie. Pendant longtemps les équipages des navires éprouvés par le scorbut se sont ressentis de l'influence débilitante qui avait pesé sur eux. Comme nous l'avons fait remarquer déjà, ils avaient moins de ressort, moins de vitalité et laissaient par là plus de prise aux maladies endémiques.

Multiplier les relâches, envoyer à terre les hommes affaiblis, embarquer des vivres frais en abondance ; telle sera toujours la série des moyens les plus utiles pour combattre et prévenir le scorbut.

Aliénation mentale. — Le *Rhône* et la *Dryade* ont inscrit chacun deux cas d'aliénation mentale survenue parmi les passagers. Sans doute, les causes morales n'ont pas été étrangères à la production de ces maladies. Mais il faut admettre aussi que la gêne résultant de l'agglomération, les chaleurs énervantes des tropiques, un genre de vie tout nouveau, et enfin une certaine faiblesse d'esprit que le séjour à bord ne fait qu'augmenter en la rendant plus apparente, ont contribué au développement de ces névroses.

Héméralopie. — L'héméralopie ne s'est pas montrée sur tous les navires. 8 sur 19 en ont été complétement exempts. A l'encontre d'une opinion émise sur la pathogénie de cette affection, n'oublions pas de faire ressortir qu'elle n'a offert aucune solidarité avec le scorbut, qui ne s'est déclaré qu'à la fin de la traversée, aux approches des mers de Chine, tandis que la cécité nocturne a été observée : 1° de France au Cap, au premier passage des tropiques ; 2° pendant la relâche au Cap ; 3° enfin, dans l'océan Indien, au second passage de la ligne. D'ailleurs, les bâtiments qui ont eu le plus grand nombre de scorbutiques n'ont pas eu une semblable proportion d'héméralopes, et réciproquement. Il est digne de remarque, en effet, que ce sont trois transports à vapeur, le *Calvados*, l'*Entreprenante* et la *Garonne*, qui en ont porté sur leur tableau le chiffre le plus élevé, 31 les deux premiers et 23 le troisième, tandis que ce sont les transports à voiles qui ont la priorité pour le scorbut.

D'après ces nouveaux faits, n'est-on pas porté à croire avec la plupart des observateurs que cette affection reconnaît pour cause l'intensité et la continuité d'action de la radiation solaire?

Les fumigations de foie de bœuf ont rendu d'utiles services.

L'huile de foie de morue à l'intérieur a été particulièrement vantée par M. Boelle, de l'*Entreprenante*, qui en a retiré de bons effets et après son emploi n'a pas observé de récidives.

Art. 2. — Clinique externe.

Apres les maladies dites internes et qui sont du ressort de la médecine, indiquons celles dites externes et qui sont du domaine de la chirurgie.

Nos prévisions avaient pu nous faire entrevoir un assez grand nombre de lésions chirurgicales. Heureusement il n'en a pas été ainsi.

BLESSURES. — J'ai relevé dans tous les rapports qui m'ont été adressés : 1 fracture de la quatrième vertèbre lombaire avec paralysie des membres inférieurs, 2 fractures du radius, 1 de la clavicule, 1 de la rotule et 1 des os propres du nez et 5 luxations dont 4 de l'épaule et 1 du pouce. Une cantinière violemment heurtée à la tête par un homme tombé du pont dans la cale, a succombé immédiatement. Un matelot en état d'ivresse s'est pendu. Après ces deux cas malheureux, c'est à peine si je puis signaler trois plaies, une de la jambe et deux de la main avec hémorrhagie artérielle arrêtée par la compression et le perchlorure de fer, et un écrasement des orteils qui a nécessité l'amputation de deux d'entre eux.

Maladies chirurgicales. — Parmi les maladies chirurgicales, les seules qui méritent d'être signalées sont, d'une part, les plaies ulcérées observées sur les bâtiments en proie au scorbut, et de l'autre les conjonctivites et les otites qui ont régné sous forme pour ainsi dire épidémique, à bord de certains navires. Ainsi, la *Vengeance* a enregistré 31 conjonctivites et 27 otites, — l'*Entreprenante* 18 conjonctivites et 33 otites, — la *Loire* 14 conjonctivites et 15 otites, la *Dryade*, le *Rhône*, etc., des chiffres graduellement décroissants.

A quoi attribuer ces dernières maladies qui se sont développées, surtout à la fin de la traversée, si ce n'est à ces changements continuels de latitude ou de longitude qui rendent l'organisme plus impressionnable et s'attaquent de préférence aux appareils les plus délicats?

Maladies vénériennes. — Les maladies vénériennes ont été nombreuses au départ de France et après les différentes relâches.

Je n'ai rien à signaler de particulier pour ces affections, si ce n'est que dans la grande navigation, le traitement est soumis à des retards imposés par l'influence débilitante des régions chaudes que l'on traverse.

Éveiller et entretenir la sollicitude des gouvernements pour l'institution en tout lieu d'un dispensaire et d'une surveillance active de la prostitution, est le seul moyen prophylactique qu'on puisse invoquer contre ces maladies.

Maladies de la peau. — Dans le groupe des affections cutanées, je ne mentionnerai que la gale et le lichen tropicus (Bourbouilles).

Je ne cite la première que pour recommander, au début de la campagne, de multiplier les inspections de santé, de façon à éteindre au plus tôt les affections parasitaires, source de malaise et de malpropreté. Sans les deux visites par semaine que j'avais provoquées à bord de la *Renommée*, l'équipage de ce navire eût été longtemps en proie au sarcopte de la gale. Ces inspections fréquentes me mirent sur la voie d'un autre parasite, *pediculus pubis*, que je fis aussi rechercher d'une manière spéciale. Plus de cinquante hommes de l'équipage en étaient infestés et il fallut user de persévérance pour parvenir à détruire ces insectes.

En résumé, des affections sporadiques, des maladies graves, des épidémies même ont sévi sur le corps expéditionnaire pendant la traversée. Cependant, malgré les pertes toujours regrettables, une chose doit surprendre, c'est que la mortalité n'ait pas été plus grande dans une armée, franchissant pour la première fois sur les mers, des distances aussi considérables. On n'aurait qu'à jeter un coup d'œil en arrière même dans des époques assez rapprochées pour y voir les sinistres qui, depuis Vasco de Gama, ont si fortement éprouvé les équipages qui se sont lancés au delà du cap de Bonne-Espérance dans les mers de l'Inde, de la Nouvelle-Hollande ou dans l'océan Pacifique. Encore faut-il ajouter qu'il n'y avait à bord de ces bâtiments isolés ou de ces divisions que des marins, et non comme ici des soldats agglomérés sur lesquels la maladie prélève un plus grand nombre de morts. C'est à l'hygiène de notre époque qu'il faut rapporter ces résultats merveilleux.

Les blessures, comme on a pu le voir, ont été insignifiantes, puisque, à part la fracture de la quatrième vertèbre lombaire, on n'a enregistré que quelques fractures légères, quelques luxations sans gravité et qu'une seule amputation d'orteils a eu lieu sur l'*Impératrice-Eugénie*.

Les maladies chirurgicales sont aussi remarquables par leur petit nombre dans des circonstances où les manœuvres, les exercices, l'inexpérience du séjour du bord semblaient devoir en produire davantage.

Faisons connaître enfin que l'expédition n'a eu à déplorer par suite d'accidents de la navigation que la perte de quatre hommes tombés à la mer et qu'on a ramenés définitivement asphyxiés ou dont on n'a pu retrouver le corps.

CHAPITRE II

La campagne de Chine embrasse une période de huit mois, depuis le mois de mai 1860 jusqu'au mois de décembre de la même année. Cette période se compose : 1° de l'arrivée et du séjour des navires dans la rivière de Shang-haï ; 2° de leur réunion dans la baie de Tche-fou ; 3° et enfin du mouillage de l'escadre à l'embouchure du Peï-ho, durant lequel eurent lieu la prise des forts situés à l'entrée du fleuve et les combats successifs qui amenèrent la prise de Pékin.

Avant de tracer le tableau pathologique de la campagne, suivons l'itinéraire de l'expédition et jetons, en passant, un coup d'œil rapide sur l'aspect et la météorologie des différents points qu'elle a occupés.

Rivière de Shang-haï. — La plupart des navires de l'escadre avaient reçu rendez-vous dans la rivière de Shang-haï, le Wampou, un des affluents du Yang-tse-Kiang, le plus grand fleuve de l'empire chinois. Au fur et à mesure de leur arrivée, les uns mouillaient devant Woo-sung, village situé à l'entrée de la rivière, les autres poursuivaient leur route jusqu'à Shang-haï, situé à douze milles en amont de Woo-sung.

Les bords du Wampou (32° lat. N. 120 long. Est) sont, comme ceux du Yang-tse-Kiang, couverts de rizières, d'où ces vastes plaines marécageuses qui se perdent à l'horizon. Formé de terrains d'alluvions d'une fertilité singulière, coupé d'innombrables canaux, le sol de la province est partout jonché de céréales qui en font un immense tapis de verdure.

Le ciel est gris, souvent obscurci par les brouillards; des brumes épaisses règnent d'une manière à peu près constante à l'entrée du Yang-tse-Kiang et rendent l'accès du fleuve difficile. L'air est saturé d'humidité. La pression barométrique varie de $0^m,755$ à $0^m,762$ pendant l'été et de $0^m,763$ à $0^m,770$ pendant l'hiver. Basse en hiver, très-haute en été, la température est celle des climats excessifs. Le thermomètre marque en effet plus de 35 degrés d'oscillations, de $+ 32°$ à $- 5°$. Mais ce que l'instrument de physique n'indique pas et ce que l'organisme infiniment plus subtil n'accuse que trop bien, ce sont ces écarts brusques qui, dans la même journée, suivant que le temps se couvre ou que le soleil est radieux, font éprouver alternativement des sensations de froid et de chaleur assez prononcées pour devenir incommodes quoique la colonne de mercure n'ait pas changé de niveau.

C'est à l'action combinée de ces conditions météorologiques et des effluves marécageux qu'il faut attribuer, selon nous, l'insalubrité particulière de Shang-haï, point reconnu le plus malsain de la Chine pendant l'été surtout.

L'influence locale ne se fit pas sentir tout d'abord sur

les navires arrivant de France. Les affections catarr-
rhales dominèrent pendant le premier mois ; mais dès
le mois de juin, les flux de ventre prirent le dessus et,
dès lors nous fûmes assaillis par les maladies endémiques du pays. La diarrhée et la dysentérie ouvrirent la
scène, les fièvres vinrent ensuite, et bientôt il s'opéra
une combinaison de ces deux éléments qui rendit la
plupart des affections complexes.

Le 24 avril, M. le vice-amiral Charner, commandant
en chef de l'escadre, avait arboré son pavillon à bord de
la *Renommée*.

Dans les premiers jours de juin, une division navale
ayant à bord une partie des troupes appareillait de
Woo-sung, sous les ordres du contre-amiral Protet,
pour gagner la baie de Tche-fou où elle allait attendre
le reste de l'expédition. Cette division se composait de
la *Garonne*, l'*Entreprenante*, la *Dryade*, le *Calvados*, le
Rhône, la *Gironde*, l'*Avalanche* et le *Kien-chan*.

Baie de Tche-fou. — Située dans la presqu'île mon-
tagneuse de la province de Chan-tong, par 37° lat.
N. 120° long. E, la baie de Tche-fou avait été choisie
par l'amiral Charner comme base d'opérations, tandis
que les Anglais, dans le même but, mais avec moins
d'avantages, s'étaient établis de l'autre côté de la mer
Jaune, à Ta-lien-Wan, sur la côte de Corée. La baie que
nous occupions, large et pouvant contenir en toute sû-
reté un grand nombre de navires, est bordée par une
plage sablonneuse au-dessus de laquelle s'étend une
plaine verdoyante et fertile dont la plupart des végétaux rappellent la flore de l'Europe. Une ceinture de

montagnes boisées ferme la plaine du côté du nord et abrite la rade contre les coups de vent de cette partie. A Tche-fou, le ciel n'est pas, comme à Shang-haï, obscurci par les brouillards, il est souvent pur et serein ; l'air est aussi plus sec et plus tonique, la température plus uniforme.

Dès que les navires eurent mouillé dans la baie, les troupes sous les ordres des généraux Jannin et Collineau furent mises à terre et peu de jours leur suffirent pour s'y établir solidement. En attendant l'organisation d'un hôpital dont l'emplacement fut immédiatement choisi, le *Rhône* fut désigné et installé pour recevoir les malades de l'armée. En même temps que s'opérait le déchargement des navires, on travaillait à dresser au fond de la baie un chantier pour le montage des petites canonnières qui avaient été transportées en tranches de France en Chine.

Dès les premiers jours de juillet, l'amiral Charner s'était rendu à Tche-fou, sur l'aviso à vapeur *le Saïgon*, pour prendre lui-même la haute direction des travaux de l'escadre. De son côté, le général en chef de Montauban avait voulu étudier par lui-même l'assiette du camp et passer la revue du corps expéditionnaire.

A la fin du mois de juillet, à l'exception de la *Forte* demeurée en station à Shang-haï, de la *Dordogne* mouillée devant Chusan dont on venait de s'emparer sans résistance et de quelques autres navires détachés à Saïgon et à Canton, toutes nos forces navales dans les mers de Chine se trouvaient réunies à Tche-fou.

Le 26 juillet, tandis que l'escadre française quittait

cette baie avec la plus grande partie du corps expéditionnaire, les Anglais, par un mouvement combiné,
s'éloignaient du mouillage de Ta-lien-hwan pour gagner ensemble le fond du golfe de Pet-chy-li.

Le 28, les forces alliées se rencontrèrent au premier
rendez-vous, à 25 milles environ de l'embouchure du
Peï-ho; le 30, elles se rapprochèrent de l'entrée du
fleuve, à 12 milles environ.

Embouchure du Peï-ho. — Formé par une plage de
vase découvrant à marée basse dans une grande étendue, le littoral du Pet-chy-li, est d'un accès difficile et ce
n'est qu'avec beaucoup de précautions qu'on peut venir
le reconnaître. Le chenal même qui conduit à l'embouchure du Petang ainsi qu'à celle du Peï-ho, outre
ses sinuosités, a peu de profondeur et n'est par conséquent praticable que pour des navires d'un faible tirant
d'eau. Jusqu'aux environ de Pékin, le pays est plat et le
sol marécageux dans le voisinage des rivières. Le climat
du Pet-chy-li ressemble beaucoup à celui de Shang-
haï, avec cette différence que les variations de température y sont moins fréquentes et moins brusques,
et que les navires y sont mouillés en pleine mer au
lieu d'être enfermés dans une rivière.

Le 1er août, les canonnières tant françaises qu'anglaises, ayant à la remorque un grand nombre d'embarcations chargées de troupes et de matériel, se diri-
gèrent, les amiraux en tête, vers l'embouchure du
Petang (rivière voisine du Peï-ho, dont elle est séparée
par 12 kilomètres). Arrivées à une faible distance de la
plage, à la limite qu'on ne pouvait franchir sans risquer

d'échouer les navires, les troupes furent débarquées.

L'ennemi ne se montra sur aucun point de la côte et quand on voulut s'emparer du village et des forts qui bordent l'entrée du Petang, on ne rencontra pas non plus la moindre résistance. Pendant que les armées alliées se dirigeaient vers le village les canonnières entraient en rivière et les communications se trouvaient ainsi rétablies entre les forces de terre et de mer. Les jours suivants, on débarqua le matériel de campagne et la 2e brigade dont faisaient partie les compagnies de débarquement de la marine.

L'aviso à vapeur *le Kien-chan* désigné pour servir d'ambulance, avait reçu le matériel nécessaire pour cette destination. Le personnel médical réuni sur cet aviso se composait de MM. Laure, Gantelme, d'Ormay, Lagarde et Duburquois. M. l'abbé Riccardi, aumônier supérieur de l'escadre, était attaché comme aumônier à l'ambulance.

Après avoir opéré quelques reconnaissances dans les environs du Petang, les armées alliées se mirent définitivement en marche le 12 et enlevèrent successivement dans la même journée deux camps retranchés. Le 14 au matin, elles attaquèrent le camp retranché de Tong-Kou. Après une canonnade de trois heures, suivie d'une fusillade assez vive, on s'empara du fort non sans avoir fait quelques pertes. Dans le corps de débarquement commandé par M. Jauréguiberry, capitaine de frégate, chirurgien M. Touchevier, il y eut un tué et huit blessés. Les blessures étaient sans gravité. On comptait parmi elles : quatre contusions, une plaie par instrument tranchant et trois coups de feu dont un seul était accompagné de fracture; c'était une plaie de la face compliquée de lésion de la faciale et de fracture du maxillaire inférieur.

La brillante affaire de Tong-Kou, à laquelle les compagnies de débarquement avaient pris une part glorieuse, ainsi que le constate l'ordre du jour du général en chef, fut suivie de nouveaux succès qui permirent aux armées alliées de se rapprocher des forts qui défendent l'entrée et les rives du Peï-ho. Ce fut le 21 qu'eut lieu l'attaque de ces derniers.

L'amiral Charner, à la tête des grandes canonnières, commandées, sous la direction de M. le capitaine de vaisseau Bourgois, par MM. Duval, Galey, Hulot d'Osery, Sauze et Bailly, lieutenants de vaisseau, était venu la veille se placer à une petite distance des forts du sud, tandis que l'amiral Page, avait reçu l'ordre de battre un des forts du nord avec les pièces à longue portée de quatre petites canonnières commandées par MM. Turin, Dol, de Mauduit-Duplessix et de Saisset, lieutenants de vaisseau. Trois canonnières anglaises commandées par un contre-amiral devaient également diriger leur feu sur les forts du nord.

Quoique les navires n'eussent point été inquiétés dans leurs divers mouvements par les batteries des forts, dans la soirée, les Chinois lancèrent sur nos grandes canonnières des machines incendiaires qui firent explosion à une petite distance sans les atteindre. L'attaque avait commencé le 20 au soir du côté de la terre et avait duré toute la nuit. Le 21, à 5 heures du matin, les

canonnières prirent part à l'action. Après un feu très-
vif qui ne dura pas moins de quatre heures et pendant
lequel on remarqua plusieurs explosions dans les ouvrages ennemis, les colonnes d'assaut s'emparèrent d'un
des forts du nord sur lequel fut arboré le pavillon tricolore. Presque aussitôt les forts du sud demandèrent
à capituler, et, le lendemain, les pavillons alliés flot-
taient sur toutes les fortifications de l'entrée du Peï-ho.

Dans la soirée du 21, on commença à détruire les
estacades, et, le lendemain, la passe qu'on avait pratiquée était assez large pour permettre aux petits bâtiments d'entrer en rivière.

Le 22 l'amiral remonta le Peï-ho jusqu'à Tien-tsin,
avec les canonnières *l'Alarme* et *la Mitraille*.

Ce fut alors que les conférences s'ouvrirent entre les
ambassadeurs alliés et les plénipotentiaires de l'empereur de Chine.

On sait ce qui amena la rupture des conférences et
la reprise des hostilités.

L'expédition poursuivit sa marche en se dirigeant
vers Pékin. Le 10 septembre elle sortait victorieuse du
guet-apens de Chang-Kia-Wang; le 21 avait lieu le
combat décisif de Palikiao. Enfin, le 22 octobre, les
armées alliées entraient à Pékin où la paix fut signée.
Au nom de son souverain, le prince Kong avait accepté
les conditions stipulées dans l'ultimatum de Shang-haï.

Maintenant que nous connaissons l'itinéraire de l'expédition et la climatologie du nord de la Chine, es-
quissons à grands traits le tableau des maladies qui se
sont offertes à notre observation.

Ces maladies sont les unes endémiques ou épidémiques, les autres sporadiques.

Art. 1ᵉʳ. — Clinique interne.

MALADIES ENDÉMIQUES. — **Diarrhée.** — La diarrhée est endémique en Chine, surtout pendant la mousson de S.-O.

Cette mousson qui correspond à la saison d'été et qui s'étend du mois de mai au mois de septembre, est la période insalubre de la contrée. C'est le règne des fièvres et des affections du tube digestif.

En Chine, la diarrhée n'est pas, comme ailleurs, une simple perturbation des fonctions digestives, une supersécrétion des fluides de l'intestin due à une irritation superficielle de l'organe, de nature essentiellement passagère et disparaissant au bout de quelques jours, soit spontanément ou à l'aide de quelques moyens simples.

Ce qui la caractérise par-dessus tout, c'est moins sa forme le plus souvent bilieuse ou séreuse que son opiniâtreté, sa tendance aux récidives et, devenue chronique, ses effets consécutifs qui sont ceux de la consomption.

Frappé du grand nombre de diarrhées que j'ai observées dans le nord de la Chine pendant toute la durée de la mousson, plus frappé encore de leur ténacité et de leurs suites fâcheuses, je me suis souvent demandé à quoi tient dans ces parages éloignés la faiblesse des organes digestifs dont les fonctions sont si souvent troublées? Est-ce à l'air, à l'eau ou aux aliments?

Passons d'abord en revue les *Ingesta*.

Pour les bâtiments en rivière, l'eau dont on se sert pour les tables et la cuisine n'est autre que l'eau de la rivière puisée le long du bord aux deux tiers de la marée basse. Cette eau, d'aspect jaunâtre et coulant sur un lit de vase et d'argile, contient certainement une grande quantité de sels terreux et inévitablement aussi quelques détritus organiques provenant soit des immondices des villes qui s'élèvent sur ses bords, soit de la décomposition des débris végétaux et animaux qu'elle charrie. Parmi ces derniers il faut même tenir compte des cadavres des hommes qui, par accident, tombent dans la rivière. Dans le Wampou, les courants sont d'une telle violence qu'il est bien difficile de lutter contre eux et d'après la malheureuse expérience faite pendant le séjour de l'escadre, on est presque autorisé à dire : autant de submersions, autant de victimes.

Je ne puis m'empêcher, à ce propos, de citer un acte admirable de courage et de dévouement, accompli sous nos yeux dans la rivière de Shanghaï par M. Cras, chirurgien-major du *Forbin*. N'ayant pu se rendre maître d'un aliéné qui, dans un accès de fureur, venait de se jeter dans la rivière, M. Cras, sans tenir compte de l'état de démence de cet homme ni de la violence du courant qui avait déjà fait tant de victimes, se jette à l'eau à son tour et parvient, au péril de sa vie, à sauver son malade.

A priori, il semble que l'eau de la rivière prise en boisson doive exercer une fâcheuse influence. Mais il ne faut pas oublier que c'est de l'eau courante et ensuite qu'elle est soumise à une préparation avant d'être consommée. Ainsi, suivant les usages chinois, on la clarifie préalablement au moyen de l'alunage, ou bien on la laisse déposer par le repos. Elle est filtrée ensuite pour être purifiée et débarrassée de tous les corps étrangers qu'elle peut contenir. Ces opérations successives lui rendent incontestablement toutes les qualités essentielles d'une eau potable : limpidité, légèreté, pureté. Sans doute, bue telle quelle, au moment où on vient de la puiser, toute chargée encore de matières terreuses et non purifiée, elle ne peut qu'être nuisible et on en a la preuve dans les fréquentes indispositions des matelots qui, par imprudence ou par forfanterie, se laissent aller au plaisir de boire pendant qu'ils sont en corvée dans les embarcations. Mais ceux qui n'ont jamais commis cette faute et ne boivent que de l'eau filtrée ne sont pas pour cela exempts de dérangements. Ils sont seulement éprouvés un peu plus tard et d'une manière moins brusque. Ce qui, selon nous, prouve jusqu'à l'évidence que ce n'est pas l'eau qui joue ici un rôle prépondérant, c'est que, quelle que soit la provenance de celle dont on use, que ce soit de l'eau de la rivière, de l'eau distillée ou de l'eau de caisse, prise à terre dans diverses localités, les organes digestifs n'en ressentent pas moins à la longue la même susceptibilité morbide, les mêmes perturbations.

L'alimentation aurait-elle une part plus marquée dans la production de la diarrhée endémique ? A cette question, je n'hésite pas à répondre par la négative.

Dans les mers de Chine la nourriture est bonne et suffisamment variée. La viande, le gibier, le poisson, les légumes et les fruits se rencontrent à peu près partout et en abondance, notamment dans le nord. Maigres et de petite taille à Hong-Kong, les bœufs sont d'assez belle espèce à Shang-haï et surtout à Tche-fou et le long du Peï-ho. La race ovine est clair-semée, la race porcine pullule. A l'état sauvage ou domestique les gallinacés abondent ainsi que les palmipèdes que l'on sert sur nos tables, les oies et les canards. A Tche-fou, au Peï-ho, les lièvres sont très-communs. Parmi les végétaux comestibles dominent les ignames et les patates douces, les choux et les navets. Presque tous les fruits d'Europe se retrouvent dans le nord de la Chine, les poires, les pommes, les abricots, les pêches, le raisin, les jujubes, le melon d'eau ou pastèque, etc. Quoique, à de rares exceptions près, ces divers fruits ne soient pas succulents, on peut dire que la poire seule est de mauvaise qualité. Assez volumineuse et d'une jolie forme, elle est loin de pécher par l'apparence, mais elle a la chair dure, ligneuse, et sa saveur rappelle à s'y méprendre le goût du navet.

Tant que l'harmonie des fonctions n'est pas troublée, l'usage de ces fruits n'est pas préjudiciable à la santé. Mais quand on commence à ressentir l'influence locale, il faut en être sobre sous peine de les voir devenir une cause déterminante de la diarrhée. L'abus, l'excès en ce genre sont encore plus condamnables, car ils font dégénérer la diarrhée en dysentérie.

Les boissons spiritueuses qu'on prépare dans le pays seraient-elles pour ceux qui en font usage une des causes prédisposantes de ces dérangements du tube digestif? Il n'en est rien, le *Sam-chou* ou eau-de-vie de riz, seul spiritueux que fabriquent les Chinois, est peu goûté des Européens. Son degré alcoolique est tel qu'à moins d'être Asiatique, on ne peut s'y habituer. D'ailleurs, jusqu'à Tche-fou, non-seulement les équipages mais encore le corps expéditionnaire ont été consignés à bord et on interdisait formellement sur chaque navire la vente de cette boisson.

Les *ingesta* pris en quantité convenable et avec les précautions que nous avons indiquées ne peuvent donc pas être considérés comme les causes premières de ces diarrhées opiniâtres et quelquefois incoercibles qu'on observe dans ces contrées lointaines. On ne peut leur attribuer qu'un rôle secondaire, celui de cause déterminante ou occasionnelle, quand, déjà préparé par l'influence des causes prédisposantes, on vient à commettre un écart de régime, à manger trop de fruits ou à boire de l'eau terreuse de la rivière ou bien encore, comme après la prise du Peï-ho, à boire de l'eau à la glace, en quantité considérable et le corps étant en sueur.

Est-ce aux *circumfusa* qu'il faut rapporter la cause première, éloignée, de ces flux intestinaux, de ces diarrhées chroniques qui font le désespoir de l'art et des malades? Sans hésitation, nous répondrons par l'affirmative.

Ce qui donne lieu à ces dérangements, c'est l'ensemble des conditions météorologiques, c'est la constitution atmosphérique de la contrée jointe aux émanations du sol, c'est tout ce qui en fait une maladie endémique, c'est l'endémicité en un mot. Mais parmi ces éléments si divers se rattachant à l'air ou au sol, y

en a-t-il un qu'on puisse plus particulièrement invoquer pour expliquer l'influence endémique? Nous le
croyons, et c'est suivant nous l'instabilité de la température pendant la mousson de S.-O. Ce sont ces variations atmosphériques aussi fréquentes que brusques au
sein desquelles l'organisme ressent plusieurs fois dans
la même journée des refroidissements subits qu'accuse
bien rarement, nous l'avons déjà dit, l'instrument de
physique.

On comprend que les fonctions de la peau, la trans-
piration insensible en particulier, étant perverties, le
retentissement de cette perturbation s'opère sur le ventre, d'où les lésions fonctionnelles, les maladies d'abord
purement dynamiques du tube gastro-intestinal et de
ses annexes. Mais plus tard, à ces accidents d'innervation, de circulation et de sécrétion s'ajoutent des alté-
rations de structure, des lésions organiques proprement
dites. Il se forme des engorgements, des ramollisse-
ments, des ulcérations de la muqueuse, des hypertro-
phies de toutes les tuniques, des dégénérescences enfin
qui portent à la constitution l'atteinte la plus sérieuse.

Symptomatiquement, ces lésions organiques se révè-
lent par un dépérissement excessif, par la couleur jaunâtre et terreuse de la peau, par la bouffissure du visage, l'œdème des extrémités, l'épuisement des forces
et tous les signes enfin d'un état cachectique.

Contre cette diarrhée, à caractère opiniâtre, qui
est quelquefois le prélude de la dysenterie, un régime
sévère est de rigueur. L'oubli de ce précepte peut avoir
les conséquences les plus graves. J'ai vu bien des diar-

rhéiques, faute de docilité et après un écart de régime,
être pris de dysenterie quelquefois mortelle. Pour n'en
citer qu'un seul exemple, je dirai que le maître mécanicien de la *Renommée*, homme jeune et d'une constitution athlétique, après plusieurs récidives de diarrhée, a été victime d'une imprudence de ce genre. Les
coquillages sont particulièrement nuisibles et doivent
être sévèrement interdits aux individus atteints de
diarrhée. Le malade sera mis à l'usage exclusif du riz
et on lui conseillera de porter une ceinture de flanelle.
Par la chaleur douce et uniforme qu'elle entretient
autour du ventre, la ceinture soulage et contribue
à la guérison. Mais elle ne met pas à l'abri d'une première atteinte non plus que des récidives. J'ai vu des
individus, très-scrupuleux sous ce rapport, c'est-à-dire
toujours enveloppés d'une ceinture, n'en avoir pas
moins des dérangements fréquents. En un mot, c'est
un palliatif et non un préservatif.

Le régime ne suffit pas toujours pour arrêter le flux
de ventre. Le plus souvent il faut encore avoir recours
aux lavements simples ou opiacés, à la tisane de riz et
mieux encore à la médication substitutive, à l'usage
d'un purgatif salin, le sulfate de soude à la dose de 20
grammes. Incontestablement au début de la maladie
et même des récidives, ce moyen a été de tous le plus
efficace. Quand la diarrhée n'est pas guérie par ces
agents thérapeutiques, qu'elle est seulement amendée,
on complète le traitement à l'aide du cachou, du ratanhia, du tannin et de toute la série des astringents en
tête desquels je n'hésite pas à placer le sous-nitrate de

bismuth dont l'action est tout à la fois et plus douce et plus sûre. Les lavements d'eau froide employés d'emblée contre les récidives ont quelquefois réussi à les enrayer.

Le vin de quinquina, les ferrugineux ont aussi produit le même effet mais un peu plus tard et à la suite d'un séjour prolongé dans le pays.

Le diascordium nous a rendu aussi de bons services à la fin de notre station dans le nord. Donné à la dose de 50 centigrammes à 1 gramme, il a souvent guéri des diarrhées rebelles à tout autre traitement.

Le quassia amara et le colombo ont dans quelques cas contribué à la guérison.

Il faut en définitive varier les moyens thérapeutiques, suivant l'idiosyncrasie du sujet, le traitement déjà suivi et aussi la constitution régnante qui a quelquefois ses caprices et paraît se prêter avec plus ou moins de complaisance à tel ou tel ordre d'agents. Mais il faut bien se rappeler que le régime, les purgatifs salins, le sous-nitrate de bismuth, le diascordium et le vin de quinquina sont les moyens les plus utiles.

Quand, après un traitement prolongé et varié, on n'a pas été assez heureux pour rétablir dans leur type normal les fonctions assimilatrices, il ne reste plus qu'une seule ressource, c'est le renvoi en France. Encore faut-il pouvoir y recourir à temps.

Vers le mois de septembre, une véritable diathèse vermineuse, qui paraissait prendre sa source dans un appauvrissement de l'économie, dans un état d'asthénie générale, se déclara sur la plupart des navires.

Souvent liée à une affection des voies digestives, cette diathèse en était quelquefois indépendante. Elle était principalement constituée par des ascarides lombricoïdes. Le semen-contra, l'écorce de racine de grenadier, débarrassaient les malades de ces helminthes, mais souvent la diarrhée n'en persistait pas moins, et il fallait user avec persévérance des astringents et des toniques pour y mettre bonne fin.

Pour combattre les débilités d'estomac, les dyspepsies de formes variées.qui, chez un grand nombre de malades, succèdent aux diarrhées rebelles, les amers, la bière, les toniques, les ferrugineux, les alcalins rendent tour à tour d'importants services. L'eau de Vichy, si elle était transportable à de telles distances, serait en pareil cas d'un secours précieux.

Dysenterie. — La dysenterie ne s'est manifestée qu'après la diarrhée qui lui a servi en quelque sorte de phénomène précurseur. Rarement, en effet, son invasion a été brusque. D'après ce que nous avons observé en Chine, on pourrait dire qu'il existe pour la dysenterie comme pour le choléra une diarrhée prémonitoire. Celle-ci doit donc éveiller toute la sollicitude du médecin et le faire redoubler de vigilance. Si la diarrhée endémique est déjà une affection sérieuse à cause de son opiniâtreté, de ses récidives nombreuses et de ses effets consécutifs sur l'économie, combien le pronostic de la dysenterie n'est-il pas plus grave encore! Ne sait-on pas que de toutes les maladies endémiques c'est celle qui exerce le plus de ravages? C'est un des fléaux de nos colonies des Antilles, du Sénégal, de Cayenne et de Madagascar; c'est aussi le fléau du nord de la Chine et de nos possessions du royaume d'Annam.

La dysenterie se distingue des autres maladies endémiques en ce que, plus meurtrière, si l'on suit ses victimes jusqu'au bout, que la fièvre jaune et les fièvres pernicieuses, elle tue cependant moins vite et par cela même paraît beaucoup plus bénigne. Il est rare en effet, si ce n'est en temps d'épidémie, qu'on meure de dysenterie aiguë. C'est lentement et en passant à l'état chronique, que cette maladie use les forces, et c'est presque toujours loin du foyer du mal, à leur arrivée en Europe, après un séjour même d'une certaine durée au sein de la famille ou pendant les longues traversées de retour que les malades atteints de dysenterie succombent. C'est ce qui rend les tables de mortalité si difficiles à établir. Mais combien serait long le nécrologe de la maladie si on pouvait le dresser d'une manière à la fois exacte et complète !

La gravité de la dysenterie doit engager les médecins à employer toute sorte de précautions pour tâcher de la prévenir.

Par la voix du commandant, ils essaieront de persuader aux équipages que tout écart de régime est nuisible, qu'il faut rigoureusement s'abstenir de boire de l'eau pure et surtout de l'eau non clarifiée, qu'au moindre dérangement il faut se présenter à la visite ; que dès lors on doit se soumettre au régime édicté par le médecin, tant pour prévenir la dysenterie que pour combattre la diarrhée. Combien de fois n'avons-nous pas vu la diarrhée dégénérer en flux de sang par suite de l'incurie des malades ou de nouveaux écarts de régime!

Pendant la mousson de S.-O., les coquillages doivent être proscrits d'une manière absolue. Le pantalon de drap doit constituer la tenue de rigueur. Quoique en dehors des tropiques, il convient de solliciter de l'autorité l'acidulage à l'eau-de-vie et, au lieu d'eau pure, de se servir pour le charnier d'une eau chargée d'un principe aromatique. Le thé est on ne peut mieux approprié à cet usage. L'infusion de cette plante non-seulement purifie l'eau par l'ébullition, mais encore la rend légèrement tonique par l'arome dont elle s'imprègne. L'amiral Charner, commandant en chef de l'escadre, dont la sollicitude toute paternelle pour le bien-être des équipages et des passagers ne s'est jamais démentie, accueillit favorablement la proposition que je lui fis de remplacer l'acidulage au vinaigre des pays tempérés par le thé à l'eau-de-vie et cette mesure devint obligatoire pour tous les navires.

La dysenterie commença à se déclarer au mois de juin parmi les navires mouillés dans la rivière de Shang-haï. Jusqu'au mois d'août ses progrès furent si lents qu'on pouvait presque les dire stationnaires, mais à cette époque elle prit une extension rapidement croissante. L'escadre était alors mouillée dans le golfe de Pet-chy-li.

Un fait que nous ne tardâmes pas à remarquer et que nous signalâmes à l'amiral dans nos rapports de quinzaine avait attiré notre attention. Toute proportion gardée, les marins débarqués fournissaient un plus grand nombre de dysentériques que ceux qui étaient restés à bord. A quoi attribuer cette différence? Nous n'occupions alors que l'embouchure du Pétang et un peu plus tard, à partir du 21 août, celle du Peï-ho où les compagnies de débarquement se trouvaient casernées. Était-ce à la mauvaise qualité de l'eau qui, puisée près de l'embouchure de la rivière au lieu d'être prise beaucoup plus haut, là seulement où elle cesse d'être saumâtre, était en outre bue incontinent, sans aucune préparation? Cette cause, que nous avons recherchée sans pouvoir la constater d'une manière positive, tant les réponses obtenues étaient contradictoires, cette cause peut avoir eu sa part dans la production des maladies régnantes. Mais il faut surtout tenir compte des tentations auxquelles les hommes étaient exposés. L'eau à la glace, les écarts de régime, l'usage immodéré des fruits ont été certainement les causes les plus actives de ce surcroît de maladies. Au surplus, ce ne sont là que des causes prochaines, déterminantes, individuelles. Au-dessus d'elles règnent les causes générales, prédisposantes : l'influence climatérique, l'élévation de la température et les vicissitudes atmosphériques.

Eu égard à la nature des évacuations alvines, la dysentérie a revêtu trois formes distinctes : 1° la forme hémorrhagique, la plus redoutable et heureusement la plus rare, excrétion par l'anus d'un sang pur, sans mélange (dysentérie sur-aigüe); 2° la forme mucoso-sanguine, sans contredit la plus fréquente, mélange de sang et de mucus, lavure de chair; 3° la forme muqueuse, mucus glaireux d'abord, puis blanchâtre, opalin, sans mélange de sang.

Le pronostic, toujours sérieux, variait suivant chacune de ces formes. Très-grave dans la première, il l'était moins dans la seconde et moins encore dans la troisième.

Quand la terminaison devait être funeste, on voyait survenir un état typhoïde qui ne laissait aucun doute sur l'issue de la maladie.

La dysentérie endémique atteignit aux mois d'août et de septembre son summum d'intensité. Elle ne régnait pas seulement au Pet-chy-li, elle s'étendait encore à Tche-fou, à Shang-haï et à Chusan, c'est-à-dire dans tous les points occupés par les forces alliées. A Tche-fou, M. Racaud, lieutenant de vaisseau, tombait le 4 octobre, victime de la maladie, pendant qu'à Shang-haï, M. Faron, commissaire d'escadre, Ordonnateur, en était gravement atteint et que M. Maître, enseigne de vaisseau de la *Forte*, épuisé par une diarrhée incoercible, était dirigé en toute hâte sur l'hôpital de Macao où il n'arrivait que pour rendre le dernier soupir.

Mais cette constitution médicale diarrhéïque et dysentérique ne pesait pas également sur tous les navires de l'escadre. A l'exception des canonnières et du *Prégent*, les bâtiments de l'ancienne station étaient relativement épargnés. Un des anciens transports, la *Gironde*, fut même complétement exempt de maladies pendant cette période et l'on vit bien souvent, pendant qu'on signalait les malades de l'escadre, le signe 0 ou néant, hissé à son grand mât. A quoi tenait cette immunité? A l'acclimatement serions-nous tenté de répondre si, par le tribut qu'il n'avait cessé de payer, l'équipage des canonnières, non moins ancien dans le pays, ne venait protester contre cette assertion. Ce privilège reconnaissait entre autres causes le bien-être relatif de l'équipage des transports qni jouissait d'un espace considérable et de tous les avantages qui en découlent, tandis que celui des canonnières se trouvait dans des conditions opposées ; mais les canonnières avaient surtout contre elles le séjour en rivière pendant lequel leur personnel souvent en corvée dans les embarcations se livrait à tous les excès de boire et de manger que nous avons signalés pour les compagnies de débarquement.

Parmi les nouveaux bâtiments, la *Renommée* était, au mouillage du Pet-chy-li, celui qui avait le plus de malades. Son séjour prolongé à Woosung, le grand nombre de conscrits qui entraient dans son équipage, le caractère apathique de la plupart des hommes qui le composaient, expliquaient cette fâcheuse prééminence. La *Vengeance* et la *Persévérante* venaient après la *Renommée*. La première de ces frégates avait fait aussi un assez long séjour dans la rivière de Shang-haï et avait en outre toujours conservé quelques traces du scorbut qui l'avait envahie pendant sa traversée de France en Chine. La *Persévérante* n'était pas entrée dans le Yang-tse-Kiang, mais elle se ressentait encore de la longueur de sa traversée et des influences morbifiques qui avaient régné à bord.

Quant à la *Forte* qui n'avait pas quitté la station de Shang-haï, le grand nombre de ses malades trouvait sa raison d'être dans l'insalubrité particulière du Wam-pou, insalubrité qu'elle aurait servi à attester si elle n'avait déjà été démontrée par les événements des stations précédentes.

Tous les moyens préconisés contre la dysenterie ont été tour à tour mis en usage : purgatifs salins, calomel à haute et petite dose, ipéca, opium, pilules de Segond, (1) acétate de plomb, nitrate d'argent, teinture d'iode, hypochlorite de soude, sous-nitrate de bismuth, etc. Je le dis sans hésitation, la médication par l'ipéca est celle qui a eu le plus de succès.

Administré à la brésilienne, ipéca 4 grammes dans 250 grammes d'eau, en décoction plutôt qu'en infusion, suivant les conseils de M. le docteur Delioux de Savignac, (2) premier médecin en chef de la marine, cet agent précieux nous a rendu de très-grands services. La potion, aromatisée, était prise par cuillerées d'heure en heure et renouvelée pendant quatre ou cinq jours, en diminuant la dose à partir du quatrième jour. Elle était secondée par les adjuvants ordinaires : bouillon, eau de riz simple ou albumineuse, bains de siégé, fomentations émollientes sur le ventre, lotions avec l'eau tiède après chaque garderobe, lavements émollients.

Contre le ténesme, nous avons plusieurs fois employé avec avantage, suivant les indications du docteur Leclerc de Tours (3), les emplâtres d'extrait de belladone appli-

(1) On sait qu'elles sont composées de la manière suivante :

Ipéca en poudre	0,40 centigr.
Calomel	0,20 —
Extr. d'opium	0,05 —
Sirop de nerprun	q. s.

pour 6 pilules.
(2) *Gazette médicale de Paris,* 1852.
(3) *Union médicale,* 1859.

qués au-dessus du pubis. Mais la nécessité de les renouveler toutes les vingt-quatre heures et le grand nombre
de malades en traitement nous ont forcé à être sobre de
cette solanée qu'il fallait réserver pour d'autres usages.

Quand les gardes-robes, changeant d'aspect, deve-
naient mi-partie fécales ou purement diarrhéiques, le
sous-nitrate de bismuth à la dose de 4 à 8.grammes dans
les 24 heures achevait très-heureusement la guérison.

Quand l'ipéca échouait, on lui substituait quelquefois
avec avantage l'extrait thébaïque à haute dose, 10 cen-
tigr. en 4 pilules, dans les 24 heures, pendant trois ou
quatre jours, puis à dose décroissante pour ne pas sup-
primer brusquement le remède.

Quoique s'adaptant à toutes les formes de la dysentérie, le traitement par l'ipéca est plus particulièrement
indiqué dans les formes sanguine et mucoso-sanguine.
Dans la forme muqueuse, qu'elle soit primitive ou consécutive, on peut se contenter des pilules de Segond,
des purgatifs salins et des astringents : sous-nitrate de
bismuth, ratanhia, cachou, colombo, quassia amara,
simarouba, tannin. Quand les garde-robes étantmou-
lées, les déjections alvines ne présentent plus que des
flocons de mucus sur-ajoutés aux matières fécales, il
faut insister sur les lavements à la graine de lin. L'irritation sécrétoire, probablement voisine de l'anus qui
entretient ce produit morbide disparaît sous l'influence
de ce bain local, et j'ai maintes fois, par ce simple
moyen suffisamment renouvelé, débarrassé les malades
de ce dernier symptôme.

Dans la dysentérie, le médecin doit surveiller le régime avec l'attention la plus rigoureuse. Car c'est là la pierre d'achoppement ; c'est là que viennent se heurter médecins et malades, ces derniers, par indocilité, les autres à cause de la résistance qu'ils rencontrent.

Dans la première période de la maladie, tant que les déjections sont purement dysentériques, il convient de n'accorder que du bouillon d'abord coupé avec de l'eau, puis concentré. Quand les symptômes d'irritation sont apaisés et que les garde-robes s'améliorent, on peut prescrire des potages au riz et au tapioca sans beurre ni graisse, de la confiture albumineuse, un jaune d'œuf durci, sans pain, et ce n'est que graduellement et en tâtonnant pour ainsi dire qu'on passe au chocolat, au poisson frais et bouilli, au pain et enfin à la viande. Les légumes secs ou herbacés doivent être sévèrement proscrits pendant toute la durée de la convalescence. Inutile d'ajouter qu'on conseillera au malade de porter sur le ventre et autour des reins une ceinture de laine.

La diarrhée et la dysenterie, celle-ci particulièrement, n'étaient pas toujours exemptes de complication. Souvent, au contraire, l'élément palustre s'associait aux maladies du tube digestif et, après avoir suivi d'abord une marche insidieuse, se révélait tout à coup par des accès pernicieux à forme algide ou cholérique contre lesquels l'art était trop souvent impuissant. Combien de fois dans les visites de nuit que nous faisions à bord de la *Renommée*, n'avons-nous pas trouvé des dysentériques que nous avions laissés quelques heures auparavant dans un état satisfaisant, pris de symptômes algides qui auraient pu leur devenir funestes si nous

n'étions arrivé à temps. Dans ces cas pressants, l'hésitation n'est pas permise. Il faut en toute hâte, malgré
l'irritation des voies digestives, administrer le sulfate
de quinine. La seule précaution à observer c'est de
l'unir au laudanum à la dose de 6 à 8 gouttes dans le but
d'obtenir la tolérance des organes et de faciliter l'absorption. Les boissons chaudes théiformes, l'enveloppement
dans une couverture de laine, les frictions sèches sur les
membres sont autant de moyens auxiliaires qu'il ne faut
pas négliger. Ces accès se répètent fréquemment dans
les 24 heures et il faut suivre le malade de très-près,
pour lutter efficacement contre cette complication.

Le 11 août, le *Rhône* fut installé en hôpital pour
recevoir au Pet-chy-li les malades de l'armée et quelques jours après la *Garonne* reçut la même destination.
— Bientôt, ces deux transports étant devenus insuffi-
sants, il leur fut adjoint dans le même but, l'*Entreprenante* et le *Japon*.

Tandis que l'armée évacuait à Tche-fou et à Shang-
haï où se trouvaient les hôpitaux militaires, tous ses
malades indistinctement, l'escadre, pour lui réserver
sur les transports un plus grand nombre de places,
n'envoyait à bord du vaisseau hôpital *le Duperré*, en
station à Tche-fou, que les malades atteints d'affections
chroniques et la plupart susceptibles d'être rapatriés.

Le 13 août, après la prise du Petang et avant celle
du Peï-ho, le *Weser* appareillait du Pet-chy-li pour
opérer le transport à Suez du premier convoi de malades ou convalescents renvoyés en France. Ce navire
relâcha successivement à Tche-fou, à Hong-Kong et à

Saïgon pour recevoir dans chacune de ces localités les malades à rapatrier. Le chiffre total des convalescents transportés fut de 107. Les décès, dans la traversée, s'élevèrent à 21 dont 15 causés par une épidémie de dysenterie qui éclata pendant le voyage.

Épidémie de dysenterie sur le Weser. — Le germe de cette épidémie semblait avoir été importé à bord du *Weser* par les dysentériques eux-mêmes pris au Pet–chy–li et à Tche-fou. — Indépendamment des malades, le *Weser* avait pris à Tche-fou pour la transporter à Saïgon une compagnie de marins fusiliers provenant de l'*Andromaque*. Les hommes qui la composaient, déjà éprouvés dans leur traversée de France en Chine par les diverses épidémies de cette frégate, avaient subi à Thefou la constitution médicale régnante. Deux d'entre eux étaient renvoyés en France comme dysentériques.

Huit jours après le départ de Tche-fou, le *Weser* comptait parmi les marins fusiliers dix cas de dysenterie grave. Le premier décès qui eut lieu fut celui d'un maître mécanicien de la *Meurthe*, atteint de dysenterie chronique. Le chirurgien-major du *Weser,* M. Gantelme, avait été frappé de la fétidité des selles et de l'odeur manifestement gangréneuse qu'elles exhalaient.

Pour ce médecin, les émanations provenant des matières alvines dysentériques ont été à bord du *Weser* le véhicule propagateur du mal. Cette infection miasmatique était d'ailleurs favorisée par des conditions fâcheuses d'aération, d'entassement et de chaleur, les malades se trouvant placés dans le faux-pont sur un navire en fer. Il faut encore ajouter à tout cela l'in-

fluence du séjour du navire dans le bassin d'Aber-
deen à Hong-Kong, où il était échoué à une époque (mois
de septembre) où le thermomètre marquait 32 degrés à
l'ombre. Malgré la rapidité du grattage, les innombrables
coquilles incrustées sur les flancs du *Weser* trouvaient
évidemment dans cette élévation de température une
cause très-active de fermentation putride, et par conséquent de production de miasmes délétères. Aussi, est-
ce à partir de cette époque que la maladie a pris les
proportions d'une véritable épidémie. Les marins fusiliers ont fourni 21 cas, l'équipage 33, les rapatriés une
proportion considérable soit que, convalescents de dysenterie chronique, ils aient rechuté soit que, renvoyés
pour toute autre affection, ils aient contracté le mal
dans le foyer épidémique.

Bien que la diarrhée prodromique ait été la règle,
M. Gantelme a eu occasion de constater quelques cas
de dysenterie survenus d'emblée dont les premiers
symptômes ont été, indépendamment des tranchées,
des douleurs abdominales, l'excrétion avec ténesme
d'un mucus épais, vitreux et sanguinolent. Chez huit
ou dix sujets, la dysenterie a été précédée de deux ou
trois accès de fièvre intermittente. Plusieurs convalescents de colique sèche ont aussi contracté la maladie.

Inflammatoire au début, du moins pour les cás déve-
loppés d'emblée, elle ne tardait pas à revêtir la forme
adynamique putride. Constituées d'abord par un mucus épais, vitreux, sanguinolent, peu fétide; les selles
prenaient en quelques jours une teinte noirâtre, exhalaient une odeur d'une fétidité extrême et cela d'au-

tant plus qu'on s'éloignait du jour de l'invasion.

Dans les déjections alvines on a retrouvé tous les caractères assignés par les auteurs : le *frai de grenouille*, la *lavure de chair*, le *pus*, les *pellicules diphthéritiques*, les *pseudo-membranes* et même les *lambeaux* fournis par l'intestin. Il n'a été observé qu'un seul cas de dysenterie hémorrhagique.

Le traitement suivi par M. Gantelme est celui auquel a conduit l'expérience des médecins qui ont longtemps exercé dans les pays chauds ; c'est-à-dire que les purgatifs salins au début, l'ipéca à la brésilienne ensuite, soit seul, soit associé aux opiacés, les astringents, les toniques pendant la convalescence en ont fait tous les frais.

Au mois d'octobre eut lieu le second transport de malades entre la Chine et Suez. Ce fut le *Japon* qui effectua ce voyage.

Fièvres paludéennes. — Les fièvres paludéennes ont commencé à sévir dans la seconde quinzaine de juin. C'est à bord de la *Renommée* qu'on a observé le plus grand nombre de ces fièvres. L'impaludation plus intense de son équipage, s'explique aisément par le séjour prolongé de cette frégate à Woosung, dans la province de Chine la plus marécageuse. Ces fièvres presque toutes intermittentes, étaient simples ou pernicieuses.

Simples. — Les premières présentaient ordinairement le type quotidien, rarement le type tierce. Nous n'avons jamais observé le type quarte. Les trois stades étaient généralement bien marqués. Quoique variable, la durée de l'accès était ordinairement de quatre à six heures. Le sulfate de quinine à la dose de $0^{gr},80$ au début, puis à dose décroissante jusqu'au septième jour, en faisait prompte justice. Quel est le moment le plus opportun pour administrer le sel fébrifuge? Une longue pratique nous permet d'avancer que c'est le plus loin possible de l'accès à venir, immédiatement après l'accès présent, actuel, avant même la fin complète de cet accès, dès l'apparition de la moiteur ou au déclin de la période de sueur. Dans ce *modus faciendi* réside un des secrets de la vertu du sel quinique. Si ce médicament héroïque échoue quelquefois entre les mains de certains praticiens, c'est qu'il n'est pas donné assez tôt, c'est qu'on ne s'est pas assez rapproché de la fin du dernier accès. Telle est notre conviction profonde basée sur l'expérience. Après avoir vu employer les deux méthodes contraires, italienne et anglaise, qu'au lieu d'appeler du nom de méthodes de Torti et de Sydenham qui ne connaissaient que la poudre de quinquina, je désignerais volontiers sous celui de méthode tardive et de méthode hâtive, après les avoir essayées nous-même en divers lieux et sur une grande échelle, c'est toujours la dernière que nous avons vue triompher. Et la lenteur d'action du sulfate de quinine révélée par le développement tardif de ses effets physiologiques, le temps nécessaire à son absorption ne nous en donnent-ils pas la raison?

Une autre condition de succès pour le sulfate de quinine, non moins rigoureuse que la première, c'est d'administrer ce sel à doses élevées et rapprochées (une demi-heure d'intervalle entre les prises qui sont de deux à trois).

Mais il ne suffit pas de couper la fièvre, il faut encore la guérir. Pour atteindre ce résultat, il est essentiel d'insister sur la médication quinique, de la soutenir pendant six à sept jours en diminuant graduellement les doses. Ce n'est qu'à ce prix qu'on obtiendra des guérisons durables qui ne seront pas cependant définitives à cause de l'essence même de la fièvre des marais, maladie à récidive, par excellence. Ne sait-on pas en effet que, le plus souvent, ce n'est qu'après un an, dix-huit mois, plusieurs années même, qu'on se débarrasse complétement d'une fièvre contractée en pays marécageux, alors même qu'on a quitté presque aussitôt le lieu infecté ? Telle est la règle la plus générale; la maladie disparaît à la longue, mais elle s'use lentement, et le changement de lieu ne suffit pas toujours. Il faut encore l'action du temps.

Pour éloigner plus sûrement les récidives, il est essentiel de donner aux convalescents de semaine en semaine pendant un mois, puis de quinze en quinze jours le second mois, 50 centigrammes de sulfate de quinine. L'action prophylactique du sel fébrifuge est secondée par le vin de quinquina administré chaque jour à la dose de 30 ou 60 grammes. Le jour où on prend le sulfate de quinine la prudence conseille de s'abstenir du vin de quinquina. J'ai remarqué que ce mélange était plus nuisible qu'utile et donnait souvent lieu à la diarrhée.

En diminuant les récidives, seul résultat que puisse

atteindre le médecin, en obtenant des guérisons d'une certaine durée, on rend plus d'un service au malade. Non-seulement, en effet, on lui épargne un grand nombre d'accès, mais on le met encore autant que possible à l'abri de l'anémie. L'appauvrissement du sang, à la vérité, est la conséquence à peu près inévitable d'un séjour prolongé dans les pays marécageux; mais l'anémie, chacun le sait, n'atteint certaines proportions que chez les fébricitants, souvent en proie à la fièvre, à moins qu'en vertu d'une idiosyncrasie particulière et inexplicable il n'y ait une prédisposition bien marquée à cette altération de la crase du sang.

En résumé, administrer le sulfate de quinine le plus loin possible de l'accès à venir, le donner à doses élevées et rapprochées, en continuer l'emploi pendant six à sept jours, prescrire pendant les deux mois qui suivent la première invasion de la fièvre, quelques doses prophylactiques du sel fébrifuge et l'usage journalier du vin de quinquina, telles sont les règles que nous avons adoptées dans le traitement des fièvres des marais.

Ai-je besoin d'ajouter que quand la fièvre est compliquée d'embarras gastrique, il est utile, nécessaire même de faire précéder d'un vomitif, ipéca ou tartre stibié, l'emploi de l'alcaloïde du quinquina?

Fièvres pernicieuses. Les fièvres pernicieuses sont assez communes dans le nord de la Chine, et particulièrement à Shang-haï. Ces fièvres revêtent des formes variées qui sont par ordre de fréquence : les formes algide, cholérique, comateuse, délirante, ataxique, syncopale.

La forme algide est de beaucoup la plus fréquente ; elle l'emporte même notablement sous ce rapport sur la forme cholérique qui la suit immédiatement dans l'ordre que nous avons indiqué.

La fièvre pernicieuse algide s'observe rarement seule, à l'état d'isolement ; elle survient le plus souvent à titre de complication, et c'est dans le cours de la diarrhée, et surtout de la dysenterie, qu'on la voit surgir. L'invasion de cette pyrexie est souvent brusque, et rien dans la marche de l'affection primitive ne peut la faire soupçonner. Un diarrhéïque ou un dysentérique est en traitement à l'hôpital. La maladie suit son cours ordinaire. Tout à coup, au moment quelquefois où la convalescence va se déclarer, un refroidissement général s'empare du malade, la peau s'humecte d'une sueur froide et visqueuse, le pouls se ralentit et devient filiforme, la prostration des forces est complète, la voix éteinte, les sens obtus, la face décolorée, la respiration à peine sensible. Les yeux sont fermés et, immobile dans le décubitus dorsal, il ne profère aucune plainte. Bien plus, si on le réveille et qu'on l'interroge, il dit éprouver un bien-être plein de charmes, bien-être funeste, car il passerait ainsi de vie à trépas sans qu'on s'en aperçût si on ne surveillait attentivement tous les malades et que la pâleur de la face ou le refroidissement de la peau ne mît sur la voie de cette complication.

Ces accès pernicieux algides peuvent se renouveler plusieurs fois dans la même journée. Leur durée est variable ; de trois ou quatre heures ordinairement, quand on leur oppose une médication énergique, ils peuvent durer beaucoup plus longtemps et devenir même rapidement mortels.

Ce qui les distingue essentiellement des accès pernicieux cholériques, c'est le défaut d'évacuations par haut et par bas et la quiétude de corps et d'esprit si complétement en désaccord avec les crampes, l'agitation et l'anxiété des cholériques. Le pronostic est aussi moins grave, en raison peut-être de cet état d'inertie du tube digestif qui rend plus facile l'administration du fébrifuge.

Les excitants cutanés de toute espèce, frictions sèches et rudes, le calorique sous toutes les formes, enveloppement dans une couverture de laine, cruchons remplis d'eau chaude, repassage avec le fer chaud, les sinapismes, les vésicatoires, les bains généraux sinapisés; à l'intérieur les boissons chaudes, aromatiques et alcoolisées, l'éther, l'acétate d'ammoniaque, doivent être employés avec énergie et persévérance. Dès que la réaction commence à s'établir, il faut administrer le sel quinique, car il n'existe quelquefois, entre les accès, qu'un intervalle pour ainsi dire fictif. La sidération est telle que le système nerveux ne répond d'abord à toutes ces excitations internes ou externes que pour fléchir de nouveau. Ce n'est que plus tard, après l'absorption de l'antipériodique que la réaction se prolonge et finit par prendre le dessus.

Il importe en pareil cas d'associer à chaque prise du fébrifuge quelques gouttes de laudanum pour favoriser la tolérance des organes. La dose initiale de sulfate de quinine doit être de 1 gramme à 1^{gr},20 suivant l'intensité des symptômes.

La forme cholérique est de beaucoup la plus grave. Rapide dans sa marche, je l'ai vue occasionner la mort en quelques heures. Dans certains accès pernicieux on observe un mélange de formes algide et cholérique, mais avec prédominance des symptômes algides, c'est-à-dire que les crampes sont fugaces et les déjections gastro-intestinales rares et peu abondantes.

Les formes comateuse et ataxique se présentent quelquefois à l'état de combinaison. M. Chaleix, chirurgien-major de la *Marne*, que nous avons eu le bonheur et la satisfaction d'arracher à une mort presque certaine, en a offert un exemple remarquable.

La forme syncopale ou lipothymique est la plus rare. J'ai éprouvé moi-même cette variété de fièvre.

Dans les accès pernicieux, à cause du danger qui menace les malades, il doit être de principe de ne pas attendre, pour agir, la fin de l'accès. Il faut au contraire déployer contre celui-ci une thérapeutique très-active afin de l'atténuer et d'en abréger la durée. Cette médication sera appropriée à la forme de l'accès et à l'intensité des symptômes. Nous avons indiqué la conduite à tenir pour combattre les accès algides. Les accès pernicieux cholériques réclament les mêmes moyens.

Dans les formes comateuse et ataxique il faut pendant l'accès appliquer sur le front des compresses trempées dans l'eau froide et les entretenir pendant une heure au moins à la température la plus basse possible.

A défaut de glace, on pourra toujours, pour refroidir l'eau, employer un mélange réfrigérant : sulfate de soude, 8 parties ; acide chlorhydrique, 5 parties. On promènera en même temps des révulsifs aux extrémités. Si, à l'aide de ces moyens, on n'obtient pas promptement une sédation suffisante, on aura recours aux émissions sanguines locales, sangsues aux mastoïdes, ventouses scarifiées à la nuque. Dès que la détente commence à s'opérer, que l'assoupissement est moins profond, que le pouls perd de sa fréquence et de sa dureté, que la peau devient souple et moite, il faut sans retard administrer le sulfate de quinine à la dose de 1^{gr},50 à 2 grammes, en trois prises espacées d'une demi-heure. Les jours suivants, le traitement spécifique sera continué à dose décroissante suivant les indications énoncées à l'occasion des fièvres simples.

Dans la forme lipothymique, après quelques aspersions d'eau froide, on provoquera la réaction à l'aide de boissons chaudes théiformes, légèrement alcoolisées. Quand la chaleur de la peau sera revenue, que la pâleur de la face et l'état nauséeux commenceront à se dissiper, avant même que la prostration des forces ait complétement disparu, on donnera l'antipériodique à la dose de 1 gramme à 1^{gr},20 en trois prises rapprochées et on continuera le traitement suivant les règles déjà posées, pour nous invariables.

Si la province de Shang-haï est fertile en accès pernicieux, il est hors de conteste que l'influence endémique s'étend à de grandes distances et que, dans les mers de Chine, il n'est pas de localité qui n'en soit tributaire.

Toujours est-il que, malgré le changement de lieu, les fièvres pernicieuses qui avaient commencé à sévir dans la seconde quinzaine de juin n'ont diminué de fréquence qu'à la fin du mois d'août pour disparaître complétement avec le changement de saison, à l'approche des froids.

Diarrhée, dysenterie, fièvres paludéennes, telle est la trilogie endémique observée pendant l'expédition.

La diarrhée l'a emporté par le nombre et la dysenterie par la gravité. Mais n'oublions pas que la diarrhée devenue chronique a eu aussi sa table de mortalité et qu'à cause de ses suites, elle mérite la plus grande attention de la part des malades et des médecins.

Maladies sporadiques. — Je ne citerai parmi les maladies sporadiques, d'ailleurs peu nombreuses, enregistrées pendant la campagne, que la colique sèche et la fièvre typhoïde à cause de l'intérêt particulier qui se rattache à ces deux affections.

Colique sèche. — La colique sèche n'a pas été observée en première invasion durant la campagne du nord. Les bâtiments de l'ancienne station en ont seuls d'ailleurs signalé quelques atteintes qui n'étaient elles-mêmes que des récidives.

Fièvre typhoïde. — La fièvre typhoïde qui avait précédé sur les navires l'invasion des fièvres pernicieuses a en quelque sorte succédé à ces dernières. Dans la seconde quinzaine d'août, au mouillage du Pet-chy-li, sur vingt-trois décès enregistrés sur les navires, douze étaient dus à la fièvre typhoïde.

La première quinzaine de septembre ne présenta que deux décès, et, à mesure que le froid se fit sentir, on vit naître et bientôt prédominer les affections catarrhales.

Art. 2. — Clinique externe.

La marine, qui a eu la grande mission de rendre l'expédition de Chine possible en transportant le matériel immense et tout le personnel de cette expédition, a pris part à l'attaque des forts de Takou par ses canonnières et aux combats successifs de toute la campagne par l'infanterie de marine et par les compagnies de débarquement détachées de l'escadre.

La flotte n'a pas eu de blessés par faits de guerre et les lésions traumatiques observées d'autre part ne méritent pas de mention spéciale; je n'aurai donc à signaler que les blessés au nombre de soixante-cinq, que les bâtiments hôpitaux ont transportés à Tche-fou et à Shang-haï.

Les maladies chirurgicales n'ont rien offert de particulier.

Les maladies vénériennes se font remarquer en Chine par leur intensité; elles sont en outre par l'effet du climat essentiellement débilitant, beaucoup plus difficiles à traiter et à guérir. C'est ce qui rend souvent le renvoi en France nécessaire pour les malades atteints de syphilis constitutionnelle.

Je ne parlerai des maladies de la peau que pour faire connaître que la gale avait complétement disparu de l'escadre.

CHAPITRE III

MALADIES OBSERVÉES DEPUIS LE DÉPART DU PET-CHY-LI JUSQU'AU
RETOUR A SHANG-HAÏ.

Pour que les conditions stipulées dans le traité de
paix fussent exactement remplies, il avait été décidé
qu'une partie des forces alliées occuperait le Peï-ho
pendant l'hiver. Du côté des Français, la brigade com-
mandée par le général Collineau avait été chargée de
cette mission. Les troupes qui la composaient demeurèrent campées dans les environs de Tien-tsin, à l'exception de 300 hommes de l'infanterie de marine qui
furent casernés dans l'un des forts situés à l'entrée du
fleuve. Ce détachement était sous les ordres de M. le
capitaine de vaisseau Bourgois, commandant supérieur
de Takou qui avait en outre à sa disposition un aviso et
quatre petites canonnières. En vertu des ordres de
l'amiral, une ambulance de vingt-cinq lits, largement
pourvue de médicaments et de tout le matériel nécessaire, avait été organisée à Takou par les soins de la marine. Le service de cette ambulance dirigée d'abord par
M. Duburquois, chirurgien de 2ᵉ classe de la *Némésis*,
fut confié ensuite à M. Falot, aide-major du bataillon
caserné dans le fort, et plus tard à M. Foss, chirurgien
de 1ᵉ classe de l'*Andromaque*.

Après le réembarquement d'ailleurs assez difficile de la plus grande partie du corps expéditionnaire, l'escadre quitta le Pet-chy-li dans les premiers jours de décembre et se partagea en trois divisions. La première se rendit à Woosung sous les ordres directs du vice-amiral Charner, commandant en chef, la deuxième à Hong-Kong avec le contre-amiral Page et la troisième à Tche-fou avec le contre-amiral Protet.

Dès la première quinzaine de novembre, le thermomètre marquait au Peï-ho de 0 à + 5°; il descendait quelquefois au-dessous de zéro; la température la plus basse que nous ayons observée en rade jusqu'au jour du départ, 6 décembre, est de — 5°, à 8 heures du matin. Elle était de — 9° en rivière le même jour.

Depuis que le froid se faisait sentir, l'état sanitaire s'était notablement amélioré et, comme on devait s'y attendre, la constitution médicale avait changé avec la saison. Les maladies des voies digestives avaient beaucoup perdu de leur fréquence et de leur gravité et l'on voyait dominer les affections des voies respiratoires. On observait aussi quelques fièvres intermittentes. Rare pendant l'été, la colique sèche avait complétement disparu.

A la fin de décembre, de tous les bâtiments mouillés dans le Wampou, là *Forte* seule, qui n'avait pas quitté le mouillage de Shang-haï, conservait un assez grand nombre de malades atteints de diarrhée et de dysenterie.

Les navires venant du nord présentaient au contraire une constitution catarrhale fortement accentuée. Les bronchites surtout régnaient en grand nombre.

ÉPIDÉMIE DE VARIOLE. Du 15 novembre au 1er décembre, après le réembarquement des troupes, il se déclara à bord de l'*Entreprenante* d'abord, puis du *Rhône* et de la *Garonne*, quelques cas de variole. Cette maladie régnait à Tien-tsin, au moment du passage des troupes (1). Bien qu'aucune précaution n'eût été négligée pour empêcher la propagation du mal, on comptait à notre arrivée à Woosung 15 cas de variole dont 11 sur le *Rhône*, 3 sur l'*Entreprenante* et 1 sur la *Garonne*. Il y avait dans ce nombre 3 varioles confluentes. Par ordre de l'amiral et sur ma proposition, il fut établi à terre une ambulance provisoire dans le but d'isoler les varioleux. M. Gayme, chirurgien-major du transport hôpital *la Garonne*, fut chargé de ce service.

Après avoir présenté dans la dernière quinzaine de décembre quelques oscillations légères, l'épidémie entra le 1er janvier dans une période franchement croissante. 9 cas nouveaux étaient enregistrés le même jour. L'ambulance comptait le 1er janvier 35 varioleux, dont 4 étaient atteints de variole confluente. Ces malades appartenaient à la *Garonne*, au *Rhône*, à l'*Entreprenante*, à la *Dragonne*, à la *Meurthe* et à la *Gironde*. Les varioleux de la *Meurthe*, de la *Gironde* et de la *Dragonne* provenaient tous de l'équipage de l'*Isère* (transport naufragé à l'entrée d'Amoy), lequel, avant d'être réparti sur ces différents navires, avait été mis en subsistance sur la *Garonne* où il avait puisé le germe de la maladie.

(1) M. le docteur Larivière, médecin-major de première classe au corps expéditionnaire, a fait parvenir à l'Académie impériale de médecine, un mémoire sur l'épidémie de Tien-tsin, présenté par M. le baron Larrey.

Grâce à l'isolement des malades dans une ambulance spéciale, l'épidémie de variole entra le 5 dans sa période de déclin. A partir du 9, plus de cas nouveaux. Le 16 janvier, l'effectif n'était plus que de 24, tous convalescents.

En résumé, il a été traité à l'ambulance de Woosung, 73 varioleux dont 9 atteints de variole confluente. 5 décès ont eu lieu parmi ces derniers. L'impossibilité de nous procurer du virus vaccin nous a empêché de recourir à la revaccination.

Ainsi que je l'ai dit plus haut sans y insister, car ce n'était pas le moment, nous avons dû recourir aux hôpitaux flottants depuis le 12 juin jusqu'à la fin de la campagne afin de faire face aux besoins de la situation. Le *Rhône* d'abord et le *Duperré* ensuite, à Tche-fou ; au Pet-chy-li, le *Rhône*, l'*Entreprenante*, le *Japon* et la *Garonne* ont reçu un grand nombre de malades, tant de l'armée que de la marine, soit pour les traiter à bord, soit pour les transporter à Tche-fou, à Shang-haï et à Macao où se trouvaient les hôpitaux militaires et maritimes.

Le total général des malades traités sur les navires hôpitaux pendant la campagne du nord a été de 1,635 parmi lesquels on a enregistré 108 décès.

Je crois devoir présenter aussi et sous forme de tableau les mouvements des malades traités à l'hôpital de Macao et à l'ambulance de Canton depuis le 1er mai jusqu'au 31 décembre 1860.

L'état de l'ambulance de Canton ne commence qu'au 1er août, parce que je n'ai pu réunir qu'à cette époque les documents nécessaires. Cette lacune est d'ailleurs sans importance, puisque l'ambulance de Canton n'était pas, comme l'hôpital de Macao, destinée aux malades de l'extérieur, mais seulement à ceux de la garnison.

ÉTAT DES MOUVEMENTS DES MALADES
TRAITÉS
A L'HOPITAL DE MACAO ET A L'AMBULANCE DE CANTON.

MOIS.	ENTRÉS.	ÉVACUÉS sur FRANCE.	RENTRÉS AU CORPS ou A BORD.	DÉCÉDÉS	OBSERVATIONS.
Hôpital de Macao (1), Du 1er Mai au 31 Décembre 1860 (2).					
Mai..............	250	»	47	4	
Juin.............	48	»	102	14	
Juillet	11	26	22	11	
Août...........	41	»	29	8	
Septembre	20	66	»	4	
Octobre........	17	»	12	3	
Novembre......	82	»	5	11	
Décembre	48	70	17	4	
TOTAUX......	517	162	234	49	
Ambulance de Canton, Du 1er Août au 31 Décembre 1860 (3).					
Août...........	94	33	40	7	
Septembre.....	20	»	16	1	
Octobre........	26	»	18	»	
Novembre......	30	»	27	1	
Décembre	51	»	17	»	
TOTAUX......	221	33	118	9	

(1) Hôpital mixte, desservi par la marine.
(2) MM. Dugé de Bernouville et Thierry, successivement chargés du service.
(3) MM. Julien et Belain-Lamotte, successivement chargés du service.

DEUXIÈME PARTIE

EXPÉDITION DE COCHINCHINE

FÉVRIER 1861 A JANVIER 1862.

Pendant la campagne de Chine, la ville de Saïgon que nous occupions en Cochinchine était restée sous la garde d'un petit nombre de défenseurs.

Profitant des affaires qui retenaient le gros de nos forces dans le nord, les Annamites avaient fait des travaux considérables dans la plaine de Ki-hoa, et poussant toujours vers nous de nouvelles parallèles, menaçaient notre position de Saïgon où ils nous tenaient enfermés.

Après la prise de Pékin, le gouvernement résolut d'envoyer en Cochinchine des forces suffisantes pour frapper un coup vigoureux qui établît solidement notre influence dans le pays.

Pour cette expédition, une partie du corps expéditionnaire de Chine fut mise à la disposition de l'amiral Charner, investi pour la nouvelle campagne du commandement en chef des forces de terre et de mer.

Les préparatifs de départ furent poussés avec activité et l'escadre fit bientôt route pour Saïgon, emmenant avec elle le 3e régiment d'infanterie de marine, le 2e bataillon de chasseurs à pieds, 10 pièces d'artillerie, une section du génie, une ambulance, un personnel et un matériel des services administratifs.

Ce fut le 25 janvier 1861 que l'amiral commandant en chef partit de Woosung pour Saïgon, en passant par Hong-Kong. L'*Impératrice-Eugénie*, qui portait son pavillon, fut précédée ou suivie dans ce mouvement de l'escadre du nord vers le sud par la *Renommée* montée par le contre-amiral Page, par le *Jura*, l'*Entreprenante*, le *Rhône*, le *Rhin*, la *Meurthe*, la *Garonne*, la *Loire*, le *Monge*, le *Forbin*, les cinq grandes canonnières et la plupart des petites. L'escadre des mers de Chine se composait alors de plus de 60 navires. Parmi les bâtiments qui ne concoururent pas tout d'abord à l'expédition, un certain nombre de transports, à savoir le *Duperré*, la *Vengeance* et l'*Andromaque* d'une part et de l'autre la *Dryade*, la *Marne*, la *Forte* et la *Nièvre*, quelques avisos et quelques petites canonnières demeurèrent à Tche-fou et à Shang-haï sous les ordres du contre-amiral Protet.

Dans la traversée de Shang-haï à Saïgon, un fait remarquable s'est produit dans la marche des maladies. Tandis que les affections catarrhales diminuaient par suite du changement de latitude, les fièvres intermittentes apparaissaient, les unes simples, d'autres pernicieuses et la constitution médicale parcourait en très-peu de temps trois phases bien tranchées. Catarrhale à Woosung où régnait un froid rigoureux, paludéenne de Woosung à Saïgon à mesure que le passage du froid au chaud favorisait le développement des fièvres, elle est devenue cholérique à Saïgon peu de jours après notre arrivée. Ce qu'il y a de singulier, c'est que cette transition brusque des affections catarrhales aux fièvres et de celles-ci au choléra, n'a eu lieu que sur l'*Impératrice-Eugénie*, mais aussi de la façon la plus accentuée. Sur les autres navires les maladies observées durant la même période et dans les mêmes conditions de déplacement ont été peu nombreuses et en même temps variées, sans prédominance d'aucune d'elles.

A quoi attribuer pour l'équipage de l'*Impératrice* ces variations si remarquables de l'état sanitaire, en rapport, il est vrai, avec l'influence climatérique, mais pourtant spéciales à ce navire durant la période indiquée? Je suis porté à croire que c'est à son défaut d'acclimatement.

La frégate l'*Impératrice-Eugénie* était arrivée en Chine dans les premiers jours de septembre, c'est-à-dire à la fin de la mousson de S.-O. Le changement de saison qui eut lieu presque aussitôt dans le golfe de Pet-chy-li, la préserva de l'influence morbifique de cette mousson. Tant qu'elle est restée dans le nord, soit au Pet-chy-li, soit à Woosung, son équipage n'a présenté que les affections catarrhales qui, pendant l'hiver, règnent partout dans cette partie de la Chine. A mesure que, s'éloignant de Woosung, elle s'avançait vers le sud, les affections catarrhales cessaient d'une manière brusque pour faire place à une prédominance marquée des fièvres palustres, simples, pernicieuses et larvées. A son arrivée à Saïgon, seule, elle comptait

dans l'espace de quelques jours douze cas de choléra
asiatique dont cinq suivis de mort.

N'y a-t-il pas là une preuve évidente de cette susceptibilité morbide, de ce défaut de résistance vitale qu'on
observe en tous lieux chez les nouveaux venus, chez les
individus non acclimatés ?

Quoi qu'il en soit, indépendamment des maladies
endémiques ou sporadiques, quelques cas de variole,
suite de l'épidémie observée dans le nord, se sont dé-
clarés pendant la traversée, à bord de l'*Impératrice*, de
la *Meurthe*, du *Rhin* et de la *Garonne*. Cette recrudescence n'a été d'ailleurs que passagère, grâce à l'isolement immédiat des varioleux dans un local particulier.

Pendant le court séjour de la frégate à Hong-Kong
j'allai visiter, par ordre de l'amiral, l'hôpital de Macao
où j'avais déjà été envoyé en inspection ainsi qu'à
l'ambulance de Canton, dès mon arrivée en Chine.

Ces deux établissements hospitaliers avaient été fon-
dés sous le commandement de l'amiral Rigault de
Genouilly, par les soins de mon prédécesseur, M. de
Comeiras, qui nous a laissé de si justes regrets. M. de
Comeiras a succombé récemment à Toulon aux suites
d'une maladie dont il avait contracté le germe pendant
sa longue campagne dans les mers de Chine.

L'ambulance de Canton destinée au détachement
d'infanterie de marine qui tenait garnison dans cette
ville et l'hôpital de Macao qui recevait à la fois les marins et les soldats du corps expéditionnaire, ne laissaient
rien à désirer sous le rapport de l'installation, de l'en-
tretien et de la salubrité, non plus que des soins de

toute espèce, dont les malades y étaient entourés.

Des sœurs hospitalières, de l'ordre de Saint-Paul de Chartres, étaient depuis quelques mois, sur ma proposition, attachées à l'hôpital de Macao, et, grâce à leur zèle évangélique et à leur charité infatigable, nos malades retrouvaient à cinq mille lieues de la mère patrie les soins délicats et affectueux de la famille.

Le 7 février, après trois jours de relâche à Hong-Kong, la frégate amirale laissait tomber l'ancre dans la rivière de Saïgon.

CHAPITRE PREMIER

La rivière de Saïgon a son entrée à l'ouest du cap Saint-Jacques, chaînon le plus méridional des montagnes de la Cochinchine. Non loin de son embouchure, elle se divise en plusieurs cours d'eau dont les uns reviennent à l'artère principale en formant des îles et les autres, ou se perdent dans les terres, ou, se joignant à d'autres cours d'eau, vont se jeter à la mer. Un peu plus haut, la rivière forme un estuaire au bas duquel s'ouvre un large bras appelé *Soirap* qui, après avoir couru au sud, va mêler ses eaux avec celles du *Vaico*, autre fleuve qui descend du N.-O. Au-dessus de l'estuaire, la rivière de Saïgon se bifurque en deux bras distincts pour aller d'un côté à Saïgon et à sa source et de l'autre à Bienhoa.

Très-profonds et praticables pour les plus grands navires, jusqu'à 70 ou 80 milles de leur embouchure, ces divers cours d'eau ne sont que les artères principales parmi celles qui arrosent la basse Cochinchine. Une multitude d'arroyos (canaux) et de petits ruisseaux relient ces artères entre elles et fertilisent la contrée au moyen d'un drainage naturel que favorise encore le mouvement alternatif du flot.

Le sol, formé de terrain d'alluvion, est généralement plat, découvrant peu au-dessus des fortes marées. Séparé de la surface par une couche très-épaisse d'humus, le sous-sol est constitué par une roche arénacée de l'espèce des *brèches*.

Les terres qui bordent la rivière sont couvertes de palétuviers ; un peu plus loin s'étalent les rizières formées comme partout de petits carrés entourés de talus, qui servent de chemins et retiennent les eaux pluviales. Dans son ensemble, l'aspect du terrain serait très-uniforme si des touffes de palmiers parmi lesquels dominent l'arec (*areca catechu*), le cocotier et le chou-palmiste, si le jaquier, le bananier et la graminée gigantesque de l'Inde, le bambou, ne venaient rompre la monotonie du tableau.

Dans les endroits où le terrain est élevé et où l'eau n'est pas stagnante comme dans les rizières, la culture est variée. On y trouve du maïs, du tabac, des cannes à sucre, du coton, de l'indigo, des arachides, des patates douces, des ignames, des concombres, des haricots, etc. On y cultive aussi l'espèce de poivrier (*piper bétel*) dont les feuilles mêlées avec la noix d'arec, de la chaux et quelques matières astringentes, servent à préparer le bétel, masticatoire très-usité dans l'Inde et dont les Annamites sont aussi très-friands.

Le règne animal présente dans ses divers embranchements des espèces assez remarquables. Nous nous contenterons de citer parmi les mammifères, le singe, le tigre, la roussette ou grande chauve-souris, le buffle, l'axis, le chevrotain pygmée ; dans la classe des oiseaux, les perruches à queue courte et de la taille d'un moineau, le calao au casque concave, passereau dont le bec est aussi extraordinaire par la forme que prodigieux pour ses dimensions, le paon, la grue, le pélican; dans celle des reptiles, les lézards, l'hydrophis, la salamandre; parmi les mollusques, les tarets, redoutables pour les quilles des chaloupes qu'ils criblent de trous; parmi les crustacés, le tourteau (cancer pagurus), crabe monstrueux; dans la classe des insectes enfin, les lucioles ou mouches à feu qui répandent en volant dans l'obscurité une lumière assez vive, les moustiques, un des fléaux de la contrée, les termites, fourmis blanches ou poux de bois qui causent de grands ravages, surtout à l'état de larves.

Les buffles et les porcs sont en grande abondance et à vil prix. Il en est de même des oiseaux de basse-cour tels que oies, canards, poules, pigeons. On trouve aussi des bœufs et des chèvres.

Le riz est la seule nourriture du pauvre qui n'a pour l'assaisonner que du piment, quelques légumes, du poisson salé, sec ou pourri, quelques fruits et de l'eau souvent très-mauvaise.

Située par 11 degrés de latitude N. et 104 de long. E., la province de Saïgon jouit d'une température uniforme. C'est peut-être, de tous les pays chauds, celui où les oscillations thermométriques ont le moins d'amplitude. La moyenne annuelle est à 4 heures du matin 24 à 26° centigrades, à 1 heure du soir de 28 à 30, ce qui donne une moyenne générale de 27 à 28° centigrades. La différence entre les maxima et les minima n'est que de 9° C'est à la fois un climat *brûlant* et *constant*.

La pression barométrique varie de 0^m,755 à 0^m,759. L'hivernage ou saison des pluies commence au mois d'avril pour finir en novembre. Durant cette période, en 1861, le maximum des jours de pluie, 26, a été observé au mois de juin, le minimum 14, au mois de novembre. Pendant la même année, le nombre total des jours de pluie a été de 176. Dans de pareilles conditions météorologiques, l'air est nécessairement très-humide et l'atmosphère chargée d'électricité. Mesuré à l'aide du psychromètre, le degré d'humidité de l'air varie de 58, minimum de la saison sèche, à 89, maximum de l'hivernage. La tension électrique est indiquée non-seulement par les orages et les coups de tonnerre qui se répètent chaque jour pendant l'hivernage, mais encore par les éclairs dits de chaleur, qu'on voit se succéder le soir pendant la saison sèche, alors que le ciel est serein.

Située vers le milieu de la longueur du fleuve, à 45 milles de la mer, la ville de Saïgon ne ressent pas l'influence journalière et bienfaisante des brises de terre et de mer qu'on n'observe, on le sait, qu'à de faibles distances des côtes. A moins de grandes perturbations dans l'atmosphère, les vents des deux moussons, de N.-E. et de S.-O., n'y soufflent même pas d'une façon régulière. Le plus souvent il ne règne, en effet, que des brises folles, variables, sans direction bien déterminée.

La ville de Saïgon est assise sur la rive droite du

fleuve et bâtie sur un plateau peu élevé. Derrière elle
s'étend à perte de vue une plaine peu cultivée, remplie
de tombeaux. C'est la plaine de Ki-hoa, où les Annamites avaient fait des travaux considérables et donné
à leurs lignes un développement de 12 kilomètres.

CHAPITRE II

Dès son arrivée à Saïgon, l'amiral Charner avait donné l'ordre de commencer les préparatifs de l'expédition. Poursuivis avec une grande activité, les travaux furent terminés le 23 février. Le lendemain, 24, eut lieu l'attaque des premières lignes.

EXPÉDITION DE KI-HOA. — Dirigée par l'amiral en personne, qui avait à ses côtés, outre son état-major, le général de Vassoigne et le colonel et plénipotentiaire espagnol Palancae Guttierez, l'expédition se composait du 3e régiment d'infanterie de marine, du 2e bataillon de chasseurs à pied, de dix pièces d'artillerie, d'une section du génie, de 200 hommes d'infanterie espagnole et de 860 marins commandés par M. le capitaine de vaisseau de Lapelin, le tout s'élevant à un effectif d'environ 3,000 hommes.

Un brillant succès couronna les efforts de nos vaillants soldats et marins. Dans les journées du 24 et du 25, toutes les fortifications de la plaine tombèrent successivement en notre pouvoir ; et, culbutée sur tous les points malgré les obstacles qu'elle avait accumulés devant elle, l'armée annamite ne trouva de salut que dans la fuite. Mais ces avantages, disputés avec acharnement, ne furent remportés qu'au prix de luttes sanglantes dans lesquelles nos pertes furent sensibles. Elles s'élevèrent à 225 hommes mis hors de combat, dont 12 tués. Parmi ces derniers se trouvait M. Jouhaneau de la Regnère, enseigne de vaisseau, frappé par un boulet en pleine poitrine.

Au nombre des blessés étaient le général de Vassoigne, qui avait eu le bras gauche traversé par une balle ; le colonel ét plénipotentiaire espagnol, qui avait reçu un coup de feu à la jambe ; le lieutenant-colonel Testard, blessé grièvement à la tête, mort peu de jours après des suites de sa blessure ; MM. de Foucault, de Rodellec, Pallu, lieutenants de vaisseau ; Crova, enseigne de vaisseau ; Leséble et Vivenot, aspirants de 2ᵉ classe.

Deux ambulances sédentaires, une de la marine et l'autre de l'armée (hôpital militaire), établies à Choquan (1), sur une des rives de l'arroyo chinois, reçurent par moitié les blessés de ces deux journées.

Conformément aux ordres de l'amiral, j'avais pris la direction de l'ambulance maritime, dont le personnel médical se composait de MM. Chabassu, Veyron-Lacroix, de Carové, Aude, Gauchereau et Butel. M. l'abbé Surieux, remplissant les fonctions d'aumônier, desservait à la fois les deux ambulances. MM. Robert et G. de Lespinois, attachés aux compagnies de débarquement ; Mongrand, Bassignot et Crouzet, au 3ᵉ régiment d'infanterie de marine, avaient suivi au feu, avec nos collè-

_____

(1) Nom d'un quartier situé à 4 kilomètres de Saïgon.

gues de l'armée, la colonne expéditionnaire, tandis que
MM. Bonnaud et Texier assuraient le service médical
de deux postes avancés : la pagode de Caïmaï et la pagode des clochetons.

Pendant que les opérations militaires du 24 et du
25 février s'accomplissaient sous la direction du vice-
amiral Charner, le contre-amiral Page, qui avait reçu
l'ordre de remonter la rivière de Saïgon avec la *Renommée*, commandant Favin-Lévêque, capitaine de
vaisseau ; le *Laplace*, le *Forbin* et le *Monge*, commandés par MM. Montjaret de Kerjégu, capitaine de vaisseau, Morier et Bourdais, capitaines de frégate ; quatre
grandes canonnières et plusieurs avisos, attaquait et
détruisait les défenses de Yen-Lock, dispersait les Annamites sur ce point et opérait ainsi sur les derrières de
l'ennemi une utile diversion au moment de l'attaque
principale de ses lignes.

Dans le cours des opérations exécutées par la division
du contre-amiral Page, il y eut 2 tués et 6 blessés,
parmi lesquels se trouvait M. de la Motte-Rouge, lieutenant de vaisseau, atteint à l'épaule par une balle.

M. Romain, chirurgien-major de la *Renommée*, avait
dirigé le service médical de cette division.

Expédition de Mytho. — Après avoir battu l'ennemi
à Ki-hoa et l'avoir expulsé de la province de Saïgon,
l'amiral avait fait faire une reconnaissance des approches de Mytho.

Assise sur une des rives du Cambodge, cette place est
la capitale de la province de Dinh-thuong, laquelle a
pour limites, d'une part, le bras ouest du Vaïco qui la

sépare de la province de Saïgon, et de l'autre, le grand
fleuve du Cambodge qui la sépare aussi de la province
de Ang-giang, capitale Chandoc.

La route de terre conduisant à Mytho passait par des
terrains marécageux, coupés en outre par de nombreux
canaux. De là de grands obstacles à la marche des
troupes et de l'artillerie.

Pour arriver plus vite sous les murs de Mytho, l'a-
miral se décida à attaquer cette place par un petit cours
d'eau qui, partant du Vaïco, va déboucher à 3 ou 400
mètres de la citadelle de Mytho. Le capitaine de frégate Bourdais, commandant le *Monge*, fut chargé des
opérations de l'arroyo, auxquelles prirent part la canonnière, la *Mitraille*, capitaine Duval, et les canonnières en fer nos 18 et 36, capitaine Peyron et de Manduit-
Duplessix. Deux compagnies de débarquement de la
marine, qu'accompagnait M. de Lespinois, chirurgien
de 2e classe, et un détachement de trente soldats espa-
gnols avaient été envoyés de Saïgon, le 27 mars, pour
cette expédition.

Le 4 avril, à la nouvelle de ses premiers succès, l'a-
miral expédia des renforts s'élevant à environ cinq cents
hommes, conduits par M. le capitaine de vaisseau du
Quilio, investi du commandement général de l'expédition, qui était dès lors appelée à opérer simultanément
par terre et par eau.

Une ambulance rapidement organisée à bord du
Rhin, mouillé dans le Vaïco, avait été confiée à
M. Dugé de Bernonville, auquel on avait adjoint
MM. E. Delmas et Roux.

Le 10 avril, au moment où l'on découvrait un fort situé seulement à 6 kilomètres de la citadelle, la cannonnière n° 18, qui ouvrait la marche, reçut trois boulets simultanément. Le premier frappa en pleine poitrine le commandant Bourdais et le tua sur le coup ; le second traversa le grand mât et blessa un homme ; le troisième atteignit aussi le bord, mais sans blesser personne.

Enfin, après des efforts et des fatigues dont l'aspect seul du pays peut donner une idée juste, le corps expéditionnaire arriva le 13 près de la citadelle, où il vit flotter le pavillon tricolore. C'était la division du contre-amiral Page qui, trouvant cette place complétement abandonnée, l'avait déjà occupée.

Cet officier général avait reçu l'ordre de venir attaquer Mytho du côté de la mer, pendant que le corps expéditionnaire se portait en avant par la route de terre et par l'arroyo.

Parti le 10 avril sur la *Fusée*, capitaine Bailly, accompagné de la *Dragonne*, capitaine Galey, du *Lily*, capitaine Franquet, et du *Schamrock*, capitaine Rieunier (1), il avait forcé les passes du Cambodge en faisant sous le feu des forts une trouée dans deux barrages, et était venu mouiller à 200 mètres de la place. Evacuée par les Annamites trois heures environ avant l'arrivée de nos bâtiments, la citadelle fut sur-le-champ occupée par un détachement de marine commandé par M. le lieutenant de vaisseau Desaux, détachement qui

(1) Auteur d'un travail intéressant sur la Cochinchine, publié dans la *Revue coloniale*, et qui m'a été utile.

fut relevé le lendemain par le corps expéditionnaire.

Dès ce moment, on établit dans la place une garnison de 500 hommes, avec un hôpital de 80 lits, dirigé d'abord par nos collègues de l'armée, puis par
les chirurgiens de la marine, M. Dugé de Bernonville
en premier lieu et bientôt après, M. Gayme. Au mois
de mai, je reçus l'ordre d'aller visiter l'ambulance de
Mytho. En revenant à Saïgon, je me fis un devoir de
signaler à l'amiral la bonne tenue de cet établissement,
où nos malades de la marine et de l'armée recevaient
les soins les plus dévoués, quoique le personnel médical
de l'ambulance fût alors très-réduit.

Après la prise de Mytho, la saison des pluies vint sus-
pendre le cours des opérations militaires, qui ne furent
reprises qu'au mois de novembre, à la fin de l'hivernage.

Pendant ce laps de temps, non-seulement on avait
travaillé à se fortifier à Saïgon et à Mytho, mais encore
on avait créé sur divers points de ces provinces des
postes militaires ayant pour but de surveiller l'ennemi
dans toutes les directions. Disséminés dans un rayon
qu'on peut évaluer à 100 lieues environ, ces postes se
multiplièrent successivement au fur et à mesure qu'on
en reconnut la nécessité, et à chacun d'eux, suivant le
nombre d'hommes qui les composaient, fut attaché
un médecin. Lors de mon départ de Saïgon, on n'en
comptait pas moins de onze, dont sept, ceux de Caïmaï, Taï-ning, Rastrack, Tan-hua, Tran-bann, Cand-
jiock et Go-cung, nécessitaient la présence d'un officier
de santé. MM. Gauchereau, Hennecart, Col, Buzard,

Jehanne, Thil et Massin occupaient ces emplois auxquels il était exclusivement pourvu par la marine.

Le 28 novembre, M. le contre-amiral Bonard suc-
cédait à M. le vice-amiral Charner dans le commandement en chef de la Cochinchine.

Expédition de Bien-hoa. — A la suite de quelques
reconnaissances effectuées dans l'est, au delà de la rivière de Saïgon, l'amiral Bonard avait acquis la certi-
tude que de formidables préparatifs de défense avaient
été accumulés sur toutes les routes que l'on pouvait
suivre pour marcher sur Bien-hoa.

A deux lieues de Saïgon se trouvait un camp fortifié
défendu par 3,000 hommes de troupes annamites.

Dans le bras de Bien-hoa, à sept lieues de cette capitale, il existait deux estacades soutenues par des forts
garnis de canons.

Négligeant les obstacles de détail, l'amiral se décida
à aborder le centre de ces défenses. Une attaque combinée par terre et par eau fut résolue. Partagées en
trois colonnes commandées par MM. Comte, Dome-
nech Diego et Le Bris, les troupes destinées à cette attaque se mirent en mouvement le 14 decembre, pendant que les canonnières l'*Avalanche*, la *Fusée* et
l'*Alarme* allaient, sous le commandement de M. Harel,
lieutenant de vaisseau, s'embosser sous les forts défen-
dant l'estacade.

La résistance des forts du barrage fut opiniâtre et
ne céda que devant la manœuvre habile qui les avait
tournés. L'*Alarme*, capitaine Sauze, chirurgien-major
M. Trouvé, reçut cinquante-quatre boulets dans sa

coque, et eut tout son gréement et sa mâture coupés.

Le camp fortifié, les forts et les batteries ayant été détruits, l'amiral remonta le fleuve au-dessus des barrages, à bord de l'aviso à vapeur l'*Ondine*, capitaine Roquebert, suivi de la canonnière n° 31, capitaine Jonnard. Il voulait s'assurer d'un bon point de débarquement pour commencer l'attaque de la citadelle. A peine était-il à portée de celle-ci, que deux ou trois décharges d'artillerie furent dirigées contre l'aviso qu'il montait. Elles n'atteignirent, fort heureusement, personne, et au troisième coup de la canonnière n° 31, le feu de l'ennemi cessa. Ce ne fut que le lendemain qu'il fut possible de jeter les troupes de la rive droite sur la rive gauche et de s'emparer de la citadelle que ses défenseurs avaient abandonnée précipitamment.

Cette expédition avait eu pour conséquence l'évacuation totale de la province de Bien-hoa par l'armée du roi Tu-duc, et la possession d'une citadelle où l'on put installer une forte garnison, avec un hôpital de 100 lits, dans un pays élevé et boisé, où l'on ne rencontre pas de marécages.

Huit blessés, dont cinq Français et trois Annamites auxiliaires, tel fut le chiffre de nos pertes dans la reconnaissance du 2 décembre. Les blessés français appartenaient tous à la compagnie de débarquement de la *Renommée*. M. le chef d'escadron d'état-major de Foucault commandait la colonne expéditionnaire, et M. Romain, chirurgien de 1re classe de la *Renommée*, avait suivi cette colonne en qualité de chirurgien-major.

Dans l'attaque combinée du 14 novembre, les navires seuls avaient eu à souffrir du feu de l'ennemi. L'*Alarme* eut un homme tué et quatre blessés, dont deux très-grièvement.

Expédition de Baria. — Après la prise de Bien-hoa, l'amiral se dirigea par eau, avec les compagnies de débarquement et un détachement de troupes espagnoles commandés par M. le capitaine de vaisseau Coupvent-Desbois, vers la montagne de Baria, près de laquelle est située la préfecture de Phuc-Thuc-Phu. Cette préfecture est à cheval sur la route qui mène à Hué. C'est là que les mandarins tentaient de réorganiser un nouveau centre de résistance.

Les barrages défendus par des batteries fermaient les arroyos qui mènent directement à la préfecture. Par une manœuvre semblable à celle qui avait réussi à Bien-hoa, l'amiral tourna le camp qui défendait ces ouvrages en débarquant au village de Tong-taï. Malgré sa résistance, l'ennemi fut partout mis en fuite.

Dans la reconnaissance qui avait précédé la prise du village, il y avait eu un homme tué et deux blessés, MM. Bonnaud et Monin, chirurgiens de 2e classe avaient suivi cette expédition.

Les efforts de nos troupes allaient se tourner du côté de la province de Vinh-Thuong, lorsqu'après avoir remis le service à M. Richaud, mon successeur, je fus embarqué sur le *Japon* (12 janvier 1862) pour effectuer mon retour en France.

CHAPITRE III

Après l'historique le plus concis de l'expédition, abordons l'étude des maladies observées pendant la campagne.

Ces maladies sont, les unes endémiques ou épidémiques, les autres sporadiques.

Art. 1. — Clinique interne.

MALADIES ENDÉMIQUES. — Plus nombreuses qu'en Chine, les maladies endémiques, dans la basse Cochinchine, peuvent se ranger ainsi par ordre de fréquence : fièvres paludéennes, fièvres ou embarras gastriques, diarrhée, dysenterie, choléra, colique sèche, hépatite.

Fièvres paludéennes. — L'élément palustre domine la pathologie de la contrée. La nature du sol et la position géographique en donnent la raison. Mais ce qui est plus difficile à expliquer, c'est la bénignité relative des fièvres, c'est le petit nombre d'accès pernicieux qu'on observe au sein de cette atmosphère chargée d'effluves de marais. Autant, en effet, les fièvres simples sont communes, autant les pernicieuses sont rares. C'est précisément le contraire de ce qu'on observe en Chine. A quoi tient cette différence ? Evidemment à l'action climatérique, action complexe se composant de l'influence de la latitude et de celle de tous les éléments de la météorologie des deux pays.

La constitution géologique et les émanations du sol étant à peu près les mêmes dans le voisinage des rivières de Shang-haï et de Saïgon, l'uniformité de la température, en Cochinchine, ses variations fréquentes, son instabilité si prononcée en Chine, ne seraient-elles pas la cause première, sinon la cause unique de cette différence? Nous avons d'une part un climat excessif, et de l'autre un climat constant. Or, si le premier a sur le second l'avantage d'offrir deux saisons bien tranchées, dont une tonique et vivifiante, il a aussi l'inconvénient de troubler brusquement l'harmonie des fonctions, à cause des extrêmes de température qu'il présente, et surtout des intempéries, des vicissitudes atmosphériques si fréquentes qui règnent pendant l'été avec la mousson de S.-O.

Par sa température constamment élevée, le climat de Saïgon a une action débilitante incontestable. Mais cet effet se produit lentement, graduellement, sans secousse, et tout en perdant de son ressort par un séjour d'une certaine durée dans le pays, l'organisme réagit néanmoins plus aisément contre l'influence climatérique, à cause de sa constance même.

Notons encore, à l'avantage de la basse Cochinchine qu'en raison de cette uniformité de la température, jointe à l'état du ciel souvent nuageux et à la nature du sol, mauvais conducteur de la chaleur, le rayonnement nocturne est faible. C'est ce qui fait qu'on n'y observe point de serein et que le dépôt de rosée est lui-même peu abondant.

Quoi qu'il en soit de ces diverses considérations, les fièvres paludéennes dans la basse Cochinchine règnent surtout pendant l'hivernage. En 1861, nous les voyons apparaître au mois de mars, atteindre en juin leur summum d'intensité, décroître en juillet, présenter une recrudescence à la fin d'octobre et au commencement de novembre, et faire place ensuite aux affections du tube digestif.

Dans les provinces que nous occupions, les fièvres paludéennes sont presque toutes intermittentes et à type quotidien. Le type tierce est rare, et plus encore le type quarte. Les récidives sont excessivement fréquentes. On peut les éloigner à l'aide d'une médication appropriée, mais on ne peut pas les empêcher. Je ne reviendrai pas sur la manière dont il faut traiter les fièvres paludéennes, tant pour les couper que pour les guérir, ayant déjà abordé cette question dans la première partie de mon travail. Je rappellerai seulement ici l'utilité de ce mode de traitement à la fois curatif et préevntif, qui non-seulement coupe et guérit la fièvre, mais encore prévient autant que possible l'anémie, effet ordinaire du séjour dans les pays chauds, et conséquence certaine d'une fièvre paludéenne de longue durée. Quand elles ont lieu, et, quoi qu'on fasse, c'est le cas le plus fréquent, les récidives ne doivent pas être traitées comme les fièvres de première invasion. Au lieu d'insister sur la médication quinique, il suffit dans ces cas d'administrer le fébrifuge pendant deux ou trois jours.

Il est quelquefois utile, dans les fièvres récidivées, de faire précéder l'emploi du sulfate de quinine d'une potion à l'extrait de quinquina répétée pendant plusieurs jours. Sur plus de 300 fébricitants observés à bord de l'*Impératrice-Eugénie*, nous n'avons compté, grâce à la méthode que nous préconisons, que quinze cas de fièvres rebelles, et jamais, d'ailleurs, nous n'avons été dans la nécessité de renvoyer en France, pour cause d'anémie, des malades de cette frégate. Disons en passant que plusieurs anémiques, qui n'avaient jamais souffert de l'intestin et avaient été seulement en proie à des accès de fièvre paludéenne, ont offert à notre observation un liseré bleu des gencives, tout à fait analogue à celui que l'on rencontre dans la colique sèche. Nous pouvons invoquer à cet égard le témoignage de ceux de nos collègues, qui ont fait partie des commissions de santé. Ajoutons qu'il est des sujets tellement prédisposés à la déglobulisation du sang, qu'on les voit devenir anémiques après un seul accès de fièvre intermittente.

La liqueur arsénicale du docteur Boudin (1), la solution minérale préconisée par le docteur Charles Isnard (2), ex-chirurgien de la marine, employées plusieurs fois contre les fièvres rebelles, anciennes ou récentes, ont échoué entre nos mains, et nous n'avons constaté que dans un seul cas l'efficacité de la dernière préparation, qui n'est autre chose, on le sait, qu'une solution d'acide arsénieux.

(1) Boudin, *Traité des fièvres intermittentes et contagieuses des contrées paludéennes.* Paris, 1842.
(2) *Union médicale*, 1860.

Nous en dirons autant d'une préparation de quinquina introduite récemment dans la thérapeutique, le quinium (1), que les malades n'acceptent d'ailleurs qu'avec difficulté, à cause de son amertume.

Le vin quininé, administré comme prophylactique, mérite-t-il la confiance qu'on a voulu lui accorder, et faut-il en prescrire l'usage dans les pays marécageux? D'après ce que j'ai observé en Cochinchine, je me crois autorisé à dire que les soldats ou marins qui en ont fait usage n'en ont retiré aucune immunité. J'ai consulté à ce sujet les chirurgiens attachés aux compagnies de débarquement, qui recevaient chaque jour, comme les troupes à terre, une ration de vin quininé. Ces officiers de santé n'ont pas remarqué que les hommes confiés à leurs soins fussent moins exposés à la fièvre, ni moins sujets aux récidives. Nous avions d'ailleurs un autre criterium. Sur les navires, il n'était pas fait de distribution de vin quininé, et cependant les malades qui entraient à l'hôpital pour y être traités de la fièvre, n'étaient pas plus nombreux d'un côté que de l'autre. Au surplus, quelle peut être l'action physiologique de $0^{gr},05$ ou de $0^{gr},10$ de sulfate de quinine dissous dans un litre de vin? Pour quiconque a manié l'alcaloïde du quinquina, n'est-il pas évident que, si merveilleux qu'il soit, cet agent ne peut développer sa vertu fébrifuge à cette dose presque homœopathique? Pour nous, l'effet le plus certain de ce mélange, c'est d'altérer le goût du vin, de le rendre légèrement amer, et par suite

_____

(1) Regnauld, *Bulletin général de thérapeutique*, 1860.

beaucoup moins agréable. Aussi rencontre-t-on des hommes qui refusent d'en boire. Il serait, croyons-nous, bien préférable d'accorder en supplément la ration de vin allouée pour le mélange, parce que ce supplément serait accepté avec plaisir par tous les hommes, et qu'on n'en atteindrait que plus sûrement le but qu'on se propose, augmenter la force de résistance vitale. On ferait de la sorte une économie notable de sulfate de quinine, sans préjudice pour la santé publique.

Fièvres gastriques. — Souvent liés aux fièvres paludéennes qu'ils précèdent ou qu'ils accompagnent, les symptômes de gastricité ou d'état saburral forment quelquefois un groupe morbide isolé et indépendantde toute autre affection. C'est alors la fièvre ou embarras gastrique classique qu'on observe dans nos climats, au printemps et en automne, et qui se traduit par l'anorexie, l'enduit jaunâtre de la langue, la bouche amère, l'haleine fétide, les nausées, les vomituritions, la constipation ou la diarrhée, la teinte subictérique des yeux et du visage, et quelquefois un mouvement fébrile exacerbant.

Fébriles ou apyrétiques, les embarras gastriques ont surtout régné pendant le mois de juillet, au moment de la décroissance des fièvres paludéennes.

Ces états morbides dénotent un embarras bilieux, un trouble des fonctions gastro-hépatiques. L'indication la plus formelle consiste à rétablir le cours de la bile et à régulariser la sécrétion du suc gastrique. Les vomitifs, les purgatifs, les éméto-cathartiques plus ou moins répétés, suivant le degré de la maladie ou sa

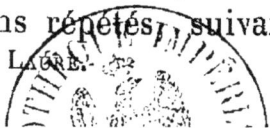

ténacité, tels sont les agents de la médication appropriée.

Les fièvres gastriques n'existent pas toujours à l'état
de simplicité. Elles se compliquent quelquefois d'un
état bilieux, et constituent alors les fièvres gastriques
bilieuses.

Fièvre bilieuse, rémittente bilieuse. — La fièvre
bilieuse, plus connue sous le nom de fièvre rémittente
bilieuse, est caractérisée par une coloration plus générale et plus intense de la peau, par des vomissements
bilieux et par une diarrhée de même nature, ordinairement accompagnée de coliques. La fièvre est plus
marquée que dans l'embarras gastrique, à type rémit-
tent avec exacerbation.

Dans une forme plus maligne de la fièvre bilieuse,
les centres nerveux participent à l'expression symp-
tomatique; on observe du délire, de la somnolence,
du coma, des soubresauts des tendons, et le pronostic
toujours sérieux devient alors excessivement grave.

Les indications demeurent pourtant les mêmes; seulement, il faut insister plus longtemps sur la médication évacuante. Un ou deux vomitifs au début, purgatifs ensuite pendant plusieurs jours, de façon à modifier
énergiquement la sécrétion gastro-intestinale, et sym-
pathiquement l'appareil biliaire, tel est le traitement
le plus généralement suivi et en même temps le plus
efficace.

Diarrhée, Dysenterie. — Jusqu'au mois de novembre, la diarrhée et la dysenterie ont été relativement rares, et la plupart assez bénignes. A cette épo-

que, probablement sous l'influence du changement de saison, elles augmentèrent de fréquence et d'intensité, et, jusqu'à la fin de décembre, devinrent les maladies dominantes.

Après les développements dans lesquels je suis déjà entré dans la première partie de ce travail, au sujet de la diarrhée et de la dysenterie, je me contenterai de dire qu'en Cochinchine ces deux maladies sont beaucoup moins communes qu'en Chine, et peut-être aussi un peu moins graves. J'ajouterai qu'à Saïgon, comme en Chine, nous avons observé une helminthiase souvent liée aux affections du tube digestif, principalement à la diarrhée, mais quelquefois aussi indépendante du genre de maladie. Les anthelminthiques, écorce de racine de grenadier, semen-contra, font prompte justice des ascarides; mais il ne faut pas craindre d'y revenir souvent, et alors même qu'il n'existe aucun signe certain de leur présence.

Comme dans le nord, l'élément paludéen compliquait assez souvent les affections du tube digestif. L'élément bilieux s'y ajoutait quelquefois aussi.

Choléra. — Le choléra n'est pas seulement endémique dans l'Inde, son berceau, il règne encore sous cette forme dans la plus grande partie de l'Asie, où il a pour ainsi dire élu domicile; et cela, sans préjudice de ses migrations en Europe, en Afrique et en Amérique, sous le nom de choléra voyageur ou universel. La Cochinchine est au nombre des contrées assiégées par ce fléau. Quoiqu'on puisse en tout temps l'observer dans le pays, l'endémie cholérique a cependant une époque de prédilection, c'est la saison sèche, celle qui succède à l'hivernage. C'est, du reste, l'époque des affections abdominales.

Peu de jours après l'arrivée de l'escadre à Saïgon, le choléra vint fondre sur l'*Impératrice-Eugénie*, et du 9 au 15 février, ce navire, seul frappé entre tous, enregistrait 12 cas de cette maladie, dont 5 suivis de mort. Jusqu'au 15 février, à l'exception du *Rhin*, qui, à cette date, signala un cas isolé, les autres bâtiments furent complétement épargnés.

Du 16 février au 1ᵉʳ mars, pas de nouveaux cas de choléra à bord de l'*Impératrice*, mais seulement quelques diarrhées. Deux cas isolés en rade, 1 sur la *Dragonne* et 1 sur le *Rhône*.

Épidémie cholérique de Choquan. — Mais si, du côté de l'escadre, l'état sanitaire était devenu satisfaisant, il n'en était pas de même à terre. Peu de jours, en effet, après le brillant fait d'armes de Ki-hoa, le fléau asiatique s'abattit à Choquan sur l'ambulance maritime, comme pour ajouter aux maux de la guerre une calamité plus désastreuse encore.

C'est ainsi que du 1ᵉʳ au 15 mars, tandis que les navires mouillés dans la rivière ne signalaient qu'un petit nombre de cholériques, l'ambulance de Choquan, qui avait reçu 270 malades, y compris 120 blessés, enregistrait 55 cas de choléra, dont 41 suivis de mort. Parmi les victimes se trouvaient 10 blessés. Cette épidémie meurtrière, qui avait emporté les quatre cinquièmes des malades, n'eut fort heureusement qu'une durée très-courte. Déclarée le 28 février, elle entra le 10 mars dans sa période de déclin, et s'éteignit complétement le 13. Hâtons-nous de dire qu'en présence d'une mortalité aussi effrayante, l'amiral avait donné l'ordre d'évacuer sans délai l'ambulance maritime, sinon en totalité, du moins en grande partie, en envoyant à bord de leurs bâtiments respectifs tous les blessés transportables. Cette mesure eut l'effet qu'on en attendait. Commencée le 10, l'évacuation s'opéra très-promptement, à ce point que, le 13, l'effectif de l'ambulance n'était plus que de 46 malades appartenant, soit à l'infanterie de marine, soit aux matelots fusiliers ou à la compagnie des coolies.

L'influence épidémique se fit sentir également à l'hôpital de Saïgon, mais avec beaucoup moins d'intensité qu'à Choquan.

La maladie régnante avait revêtu tous les caractères du choléra asiatique grave : amaigrissement rapide, excavation des yeux, cercle violet autour de l'orbite, facies hippocratique, perte d'élasticité de la peau, sueur froide et visqueuse, pouls misérable, filiforme, voix cassée ou éteinte, agitation considérable, anxiété respiratoire extrême, crampes douloureuses dans toutes les parties du corps, et principalement aux membres inférieurs et à la base de la poitrine; déjections fréquentes par haut et par bas, selles bilieuses d'abord, puis blanchâtres, riziformes, mais passagèrement, et reprenant bientôt la teinte bilieuse, sans avantage pour le malade; soif ardente, suppression d'urine.

Tel est, de la manière la plus générale, le tableau qui s'est offert à notre observation durant le règne de cette endémo-épidémie. Quelquefois brusque, l'invasion de la maladie a presque toujours été précédée de diarrhée. Sa marche a été en général très-rapide, foudroyante même dans la plupart des cas. Les quatre cinquièmes des malades ont succombé, la plupart dans la période algide, quelques-uns seulement dans la période de réaction. Le type de la maladie était continu. Nous n'avons pas observé à cette époque la forme intermittente du choléra, qui n'est autre chose d'ailleurs que la fièvre pernicieuse algide ou cholérique. Que la maladie se terminât par la mort ou par la guérison, il n'y avait rien de saccadé et d'irrégulier dans ses allures. Loin d'affecter le type intermittent, les symptômes se développaient au contraire avec une continuité désespérante, ne laissant aucune prise au sulfate de quinine que nous avons administré pourtant bien des fois, mais sans aucun succès.

La fièvre pernicieuse algide ou cholérique, que l'on rencontre si souvent dans le nord de la Chine, s'observe cependant dans la basse Cochinchine, mais plus rarement. Ici encore, contrairement à ce qui a eu lieu dans la rivière de Shang-Haï, c'est la forme cholérique qui l'a emporté sur la forme algide. Nous le répétons d'ailleurs, ce n'est pas le choléra intermittent que nous avons observé dans l'épidémie de Choquan, ce n'est pas cette forme non plus qui a régné un peu plus tard à Mytho. Le type intermittent de la maladie ou la fièvre pernicieuse cholérique se remarque plus particulièrement dans les cas isolés, disséminés, que l'on voit surgir çà et là, avant ou après les bouffées épidémiques. C'est cette dernière forme qui a été observée et décrite par M. le docteur Liberman (1), médecin aide-major au corps expéditionnaire.

Si nous recherchons maintenant la cause de l'épidémie cholérique de Choquan, notre embarras sera grand, car l'étiologie tout entière du choléra est encore, on le sait, un des mystères de la science. Pourquoi d'abord le choléra a-t-il une prédilection pour l'Inde, la Cochinchine, et la plus grande partie de l'Asie? Demandons-le à l'endémie ; c'est son secret. Mais dans cette cause inconnue des affections locales, désignée sous le nom d'endémie, entrent tous les agents cosmiques, la chaleur, la lumière, l'électricité, l'air, les eaux, la constitution géologique, l'altitude. Quel est donc, dans cet ensemble de modificateurs, l'élément prépondérant, spécial, générateur par excellence de l'endémie cholérique? Nul ne le sait, et mieux vaut encore, selon nous, avouer notre ignorance que reproduire des hypothèses sans fondement, des assertions purement gratuites. Cependant, y aurait-il eu dans l'épidémie de Choquan une cause directe, essentielle, déterminante, qui, agissant sur des individus déjà soumis à l'endémicité, aurait fait éclater l'orage cholérique sur l'ambulance maritime? Nous l'avons cru d'abord, et nous avons incriminé l'eau servant à la boisson. Cette eau, qui était tirée d'un puits voisin de l'établissement, passait pourtant pour être de bonne qualité, et d'autres, avant nous, en avaient bu impunément. A

(1) *Recueil de Mémoires de médecine, de chirurgie et de pharmacie militaires*, février 1862.

la vérité, elle avait pris un goût saumâtre, par suite des grandes marées. Mais nous ne l'avions jamais donnée pure, toujours, au contraire, coupée avec du vin ou de la bière. On l'avait même changée dès qu'on avait pu. Ne sait-on pas d'ailleurs que l'eau seule, si malsaine qu'on la suppose, ne peut engendrer le choléra? Pour que ce fléau se développe, il faut une cause plus générale, spécifique, dont l'air est le véhicule. Les migrations du choléra voyageur sont là pour l'attester. Quelle est cette qualité de l'air qui détermine l'épidémie cholérique? C'est ce que nous ignorons absolument dans l'état actuel de nos connaissances.

Nous avons incriminé aussi les émanations provenant des cours d'eau et des mares qui entouraient l'ambulance, mais l'hôpital militaire, contigu à l'ambulance maritime, n'était pas mieux partagé sous ce rapport, et il a joui cependant d'une immunité relative. En définitive, l'eau a toujours été soumise à un repos convenable avant d'être distribuée. Elle n'a jamais été donnée pure, mais coupée. On a même renoncé à l'eau de la localité pour une autre prise un peu plus loin et réputée meilleure, on a assaini les environs de l'hôpital en comblant les flaques d'eau, ainsi que les rigoles, et en arrosant les portions imbibées du terrain avec une solution de sulfate de fer.

Malgré toutes ces précautions, auxquelles il faut ajouter l'*isolement* des malades, l'épidémie n'a pu être enrayée dans sa marche. C'est qu'il y a dans les coups que frappe ce fléau une bizarrerie, un imprévu, une sorte de caprice qui défie toutes les explications.

On a prétendu que si notre ambulance avait été le théâtre priviligié de l'épidémie, cela tenait à ce que les marins avaient été plus éprouvés que les soldats par les fatigues de l'expédition. C'était l'avis de quelques médecins militaires, et en particulier du médecin en chef, M. Didiot, partisan éclairé de l'opinion qui considère avec raison les causes débilitantes comme donnant plus de prise au développement de la maladie.

En ce qui concerne le traitement, il est triste mais juste d'avouer que les diverses méthodes auxquelles nous avons eu recours ont également échoué, et si nous avons accordé la préférence à la médication revulsive et excitante, c'est uniquement parce qu'elle nous a paru plus rationnelle que les autres. Les boissons chaudes et aromatiques : infusion de thé, de menthe, de mélisse, l'enveloppement dans une couverture de laine ; les révulsifs cutanés : frictions, massage, sinapismes, bain sinapisé ; les excitants et les antispasmodiques : l'éther, l'acétate d'ammoniaque, le vin, l'eau-de-vie ; les narcotiques et les anesthésiques : opium, chloroforme ; l'anti–périodique enfin, le sulfate de quinine à haute dose, ont été employés *largâ manu* et n'ont pas produit les résultats qu'on pouvait en attendre.

La mortalité prodigieuse que nous avons signalée, quarante-un sur cinquante-cinq, qui n'est pas sans exemple d'ailleurs, n'eussions-nous à citer que le choléra de la mer Noire (1), trouverait-elle ici sa cause

(1) Voyez Marroin, *Histoire médicale de la flotte française dans la mer Noire, pendant la guerre de Crimée*. Paris, 1861.

dans les fatigues de la guerre et l'influence débilitante du climat, qui venaient accroître l'action délétère du miasme cholérique?

Quoi qu'il en soit, du 15 mars au 15 avril, nous voyons l'influence palustre dominer la constitution médicale et les cas de choléra devenir de plus en plus rares. Pendant la deuxième quinzaine de mars, il n'en est signalé que trois dans l'escadre, dont deux à bord de la *Renommée* et un à bord du *Rhône*. L'état sanitaire de l'ambulance de Choquan est aussi très-satisfaisant; un seul cas de choléra, provenant de l'extérieur, y est enregistré pendant cette quinzaine. Enfin, au commencement du mois d'avril, le fléau asiatique disparaît complétement de la province de Saïgon.

C'est à cette époque qu'eut lieu l'expédition de Mytho. Cette expédition, on se le rappelle, coûta la vie au commandant Bourdais, emporté par un boulet sur le pont de sa canonnière, et ne causa pas d'autre perte par le feu de l'ennemi. Mais s'il n'y eut pas de blessés, l'endémie cholérique, toujours prête à fondre sur les troupes en campagne, fit ici de nouvelles victimes. Il sembla même qu'elle n'avait quitté la province de Saïgon que pour s'attacher au corps expéditionnaire.

Épidémie cholérique de Mytho. — Du 6 au 26 avril, il fut observé tant à l'ambulance du *Rhin* qu'à celle de Mytho soixante-trois cas de choléra, dont trente suivis de mort. A cette dernière date, l'ambulance du *Rhin* fut supprimée, et celle de Mytho, jusque-là dirigée par les médecins militaires, passa entre les mains des officiers de santé de la marine. MM. Dugé de Bernonville, Hennecart et Olmetta composèrent le personnel médical de l'établissement.

A mesure que le corps expéditionnaire put se remettre de ses fatigues, qu'il fut mieux campé, mieux nourri, moins exposé surtout à l'ardeur du soleil et aux pluies torrentielles de la saison, l'influence régnante entra dans sa période de déclin, et tandis que dans les dix derniers jours du mois d'avril, on avait inscrit vingt-cinq cas nouveaux, on n'en compta que huit dans le mois de mai, et quatre seulement au mois de juin. D'épidémique qu'elle avait été en avril, la maladie redevint au mois de mai simplement endémique.

M. le docteur Champenois, médecin-major de première classe qui avait dirigé le premier l'ambulance de Mytho, reconnaît à la maladie tous les caractères du choléra asiatique, et s'exprime en ces termes dans le rapport qu'il a bien voulu spontanément m'adresser : « Jusqu'au 16, c'est de l'algidité pure, sans pouls, sans voix, au milieu de crampes atroces, rebelles aux frictions, et d'évacuations persistantes qui rendent toute médication interne inefficace. Frictions continues, massage, battage par les coolies chinois, petits bidons pleins d'eau bouillante, le long du rachis, potions éthérées, opiacées, ammoniacales, ventouses sèches, thé chaud, limonade vineuse, vin sucré avec teinture de cannelle, enveloppement dans la couverture, fomentations froides sur le ventre, lavements simples, opiacés ou vineux, sulfate de quinine (1 à 2 grammes) en solution ou à sec dans un cornet de papier de soie huilé, rien n'a pu amener une réaction soutenue, soit par suite du rejet des remèdes internes, soit par le fait de l'inertie des forces d'absorption.

« Dans la deuxième période, du 16 au 22, les deux tiers des malades guérissent, les hommes entraient plus vite en convalescence, le pouls existait ou se réveillait plus facilement. Le temps était rafraîchi sous l'influence de pluies torrentielles presque continues. Une particularité propre à cette série de malades s'est manifestée du côté du foie. Les crampes passées, c'est à cette glande qu'ils rapportaient tout leur mal. Sous les fausses côtes elle débordait à droite de deux à trois travers de doigt. L'hypocondre était soulevé, douloureux à la pression, pendant les mouvements et les grandes inspirations. La base contiguë du poumon était engouée.

« Une première application de ventouses scarifiées, en raison du soulagement produit a dû être renouvelée à plusieurs reprises, sur l'instante réclamation des malades. Leurs vomissements étaient filants, visqueux, et deux fois la matière bilieuse qui les composait a offert une teinte noirâtre caractéristique.

« L'autopsie eût été intéressante. L'exiguité du local et la maladie ne m'ont pas permis d'élucider la question soulevée par cette complication.

« Du 22 au 28, la physionomie morbide de la série participe des deux précédentes. La chaleur est revenue, entrecoupée d'ondées orageuses. Chez les algides, le réveil du pouls est difficile. Dans les cas mitigés, des complications se manifestent du côté du cerveau par une alternative d'excitation accrue par le sulfate de quinine et de coma insensible à 3 grammes de cet excitant.

« L'un de ces malades, qui n'en avait pas pris, a guéri après deux douches froides non prescrites qu'il s'est administrées la nuit dans un accès de délire, en allant se plonger dans une fosse ou s'étendre sur une pelouse inondée. La première douche avait pu durer un quart d'heure, la deuxième 4 à 5 minutes.

« Dans des cas algides, j'ai administré le sulfate de quinine à la dose de 2 et 3 grammes, en deux ou trois fois, courts intervalles, et la fréquence des insuccès est venue en aide aux conseils d'économie nés de l'exiguité de mes ressources. J'ai réduit les doses à $0^{gr},05$ le matin et le soir, en les associant aux consommés, au vin, à lalimonade vineuse, et les réactions m'ont paru plus franches ou plutôt moins heurtées et semées de moins de complications.

« Quoi qu'il en soit, et dans mon impuissance à bien définir ici le mode d'action du sel quinique, il me semble préférable de le donner à haute dose à ne pas le donner du tout. Le cadre des officiers a compté deux cas et deux victimes, le commandant du génie et un capitaine d'infanterie de marine. »

Voici ce qu'écrit de son côté M. Dugé de Bernonville au sujet des cholériques traités à bord du *Rhin* :

« Tous les cas de choléra ont été très–graves et sont toujours arrivés dans un état algide des plus prononcés, à cause de la distance considérable qu'ils avaient à par-

courir avant de recevoir des soins. La plupart des décès
ont eu lieu pendant la première période, mais quelques
malades, cependant, ont succombé alors que la réaction
était déjà commencée, et même depuis plusieurs jours.
Cette réaction s'est presque toujours présentée sous la
forme dite pectorale. Les malades succombaient avec
une gêne extrême de la respiration, indiquant une con-
gestion intense des poumons. Trois ou quatre malades
ont été atteints pendant leur convalescence d'une éruption abondante de vésicules pleines de sérosité et sié-
geant principalement sur la face, le devant de la poitrine et les membres inférieurs. Dans les 24 cas qui se
sont présentés à mon observation, j'ai pu constater à
peu près tous les symptômes indiqués par les auteurs, à
l'exception toutefois des selles, qui ont manqué la plupart du temps au début et qui, lorsqu'elles sont appa-
rues, n'ont eu le caractère riziforme que deux fois; elles
étaient presque toujours bilieuses. Le traitement suivi
a consisté principalement en potions à l'acétate d'ammoniaque, avec un gramme de sulfate de quinine, puis,
plus tard, le laudanum à haute dose, avec l'éther, et
dans la convalescence, le sous-nitrate de bismuth,
pour terminer de guérir les diarrhées. Il va sans dire
que les moyens ordinaires de rappeler la chaleur n'ont
pas été épargnés. »

Depuis le mois de mai jusqu'au mois de septembre,
nous ne relevons dans les rapports officiels que des cas
disséminés. De la mi-juin à la fin de juillet il y a même
absence complète de manifestations cholériques. Au
mois de septembre, le choléra reparaît dans la province

de Mytho en même temps que s'opèrent des expéditions fréquentes contre les rebelles et les pirates. En
octobre et novembre, le fléau disparaît des provinces
que nous occupons. Au mois de décembre, l'*Entreprenante* et le *Calvados* signalent quelques nouveaux
cholériques, et le nombre de ceux-ci va en augmentant
jusqu'à la fin du mois, pour décroître en janvier avec
les affections abdominales.

Je ne dois pas omettre, à l'occasion de la maladie
qui vient de m'occuper, de dire un mot de l'appareil
dti *glacière parisienne*.

Expédié de France par le département de la marine, cet appareil aurait incontestablement rendu de
grands services pendant l'épidémie, s'il avait pu remplir son but. Malheureusement, il n'en fut pas ainsi,
car l'expérience ne tarda pas à nous démontrer que
la glacière parisienne n'est pas faite pour les pays
chauds.

Je ne saurais mieux faire à ce sujet que de reproduire
in extenso la note que m'a adressée sur cet appareil
M. Lemoine, pharmacien de 1re classe de la marine,
chargé du service pharmaceutique pendant les expéditions de Chine et de Cochinchine.

« Trois glacières parisiennes ont été expédiées de
France pour l'escadre des mers de Chine : l'une a été
délivrée au *Rhône*, l'autre à l'ambulance de Choquan,
la troisième a été réservée pour l'ambulance principale de Saïgon.

Les deux premières furent d'abord mises en usage,
et malgré les soins et l'habileté de l'opérateur, on n'ob-

tint pas la plus petite quantité de glace, mais seulement de l'eau froide.

« Étonné de ce résultat, je dus examiner moi-même la cause d'un fait auquel je m'attendais d'autant moins, que très-souvent, à Brest, j'avais obtenu facilement par ce procédé la congélation complète de l'eau de l'appareil. J'essayai donc, et je n'obtins en effet que de l'eau à 6 ou 7°. Voulant alors m'assurer de l'abaissement de température produit par la dissolution du sel frigorifique dans son poids d'eau, je fis une expérience spéciale: l'air était à 29°, le sel et le vase qui devaient contenir le mélange avaient par conséquent la même température; l'eau employée à sa sortie du puits était à 28°; l'opération fut faite sur un kilogramme de sel et autant d'eau : le thermomètre descendit rapidement à 2° et s'y maintint 7 à 8 minutes, puis commença à remonter; une deuxième expérience m'ayant donné absolument le même résultat, j'étais certain du motif de l'insuccès de l'opération. L'abaissement de température de 26 à 27°, produit qui, en France, où la température de l'air est généralement au-dessous de 25° et celle de l'eau au-dessous de 20°, suffit pour amener la congélation de l'eau que l'on place dans le mélange réfrigérant, est ici complétement insuffisant. D'ailleurs, l'appareil contenant l'eau à congeler présente une masse considérable (son poids est de 3 kil. 026 grammes); pour que l'eau qu'il renferme descende au-dessous de zéro, il faut que l'appareil lui-même arrive à cette température.

« Je pensai alors à me servir de l'eau refroidie de l'appareil; en y dissolvant son poids de sel, il est évi-

dent que je faisais descendre la température au-dessous
de zéro. Mais l'appareil ne contient que 1 400 grammes
d'eau ; c'est à peine le quart de la quantité qu'il faut
employer, puisque pour qu'il plonge entièrement dans
le mélange, il faut 6 kilog. de sel et 6 kilog. d'eau. En
outre, le bouton que présente l'appareil et qui est des-
tiné à en faciliter la rotation, l'élève au fond du baril,
de sorte qu'il plongeait à peine dans le nouveau mélange. 300 grammes d'eau seulement avaient été introduits et les bouts des cylindres seuls étaient glacés;
90 grammes de glace furent obtenus, mais pour cela,
$7^{kil},400$ de sel avaient été employés.

« Il résulte donc de tout ceci que dans les pays chauds,
pour se servir de la glacière parisienne, il faut d'abord
refroidir l'eau destinée à faire le mélange réfrigérant.
Mais la quantité de sel qu'il faut employer pour refroidir les 6 kilog. d'eau n'est pas moindre de 24 kilo-
grammes qui, mélangés à autant d'eau, font un total de
48 kilog. de mélange ; si l'on y ajoute les 12 kilog. provenant de la congélation de l'eau des cylindres, l'on
arrive au chiffre énorme de 60 kilog. de mélange à
évaporer pour régénérer le nitrate d'ammoniaque qui
doit servir à une opération subséquente. Outre qu'il faudrait avoir à sa disposition une énorme quantité de sel
frigorifique, il faudrait aussi une grande bassine et un
fourneau disposé pour la recevoir, toutes choses dont
nous sommes dépourvus. Il faudrait surtout du temps
et les soins d'un homme pour surveiller l'évaporation.

« Toutes ces raisons me font penser que l'emploi de
la glacière parisienne n'est nullement pratique dans les

pays équatoriaux, où souvent la température est plus
élevée que celle à laquelle j'ai opéré.

« Dans le but d'arriver à la remplacer par un appareil plus économique, j'ai essayé l'emploi de boîtes cy-
lindriques en fer-blanc s'emboîtant l'une dans l'autre
et offrant une masse moins considérable que la glacière
et par conséquent plus faciles à refroidir. Voici comment j'ai opéré : 2 kilog. de sel frigorifique et autant
d'eau ont été placés dans le cylindre extérieur dans
lequel plongeait le cylindre moyen contenant un kilog.
d'eau ; au milieu de celle-ci était le troisième cylindre
contenant 125 grammes d'eau à congeler, l'air était à
28°, l'eau à 27° ; le vase extérieur pesait 468 grammes,
le moyen 325 grammes, l'intérieur 185 grammes. Au
bout de 8 minutes, le cylindre moyen a été enlevé du
cylindre extérieur et on y a ajouté un kilog. de sel ;
8 minutes après, c'est-à-dire 16 minutes après avoir
commencé l'opération, les 125 grammes d'eau étaient
convertis en glace. Il s'ensuit donc qu'avec des cylindres
plus grands on aurait obtenu 500 grammes de glace avec
12 kilog. de sel, résultat qui n'est guère plus satisfaisant que celui donné par la glacière parisienne et qui
n'a d'autre mérite que celui de permettre la préparation de la glace sans qu'on soit obligé d'acheter un
appareil dont le prix est toujours assez élevé.

« Si l'on reconnaissait la nécessité d'avoir à Saïgon
un appareil pour la préparation de la glace, il faudrait
avoir recours à un mélange réfrigérant qui abaisserait la
température beaucoup plus que ne peut le faire la dissolution du sel frigorifique dans l'eau. Les mélanges

successifs de sulfate de soude et d'acide chlorhydrique employés avec la *glacière* ou *congélateur des familles* ne seraient pas non plus suffisants. Il n'en serait pas de même d'un mélange de 3 parties de sulfate de soude, 5 parties de nitrate d'ammoniaque et 4 parties d'acide nitrique dilué qui produit un abaissement de température de 36°. Seulement le procédé serait dispendieux, parce que le mélange ne pourrait pas servir à une autre opération.

Colique sèche. — Très-rare sur les côtes du Céleste-Empire, en raison sans doute de leur position géographique, la colique sèche est endémique en Cochinchine où le climat réunit les conditions favorables à son développement. Toutefois, comme la plupart des autres maladies, on ne l'observe pas indifféremment à toutes les époques de l'année, elle a ses rémissions et ses recrudescences, mais, au milieu de ses oscillations, on ne tarde pas à constater que la saison des pluies ou l'hivernage a plus d'affinité pour elle, que c'est son règne de prédilection.

En relevant les cas qui ont été observés sur les navires (79) ou ceux qui ont été traités à l'ambulance principale de Saïgon (53) pendant l'année 1861, nous avons la démonstration la plus évidente de cette proposition. En effet, le chiffre total de 79 pour les navires se décompose de la manière suivante : février et mars, 0 ; avril (commencement de l'hivernage), 6 cas ; mai, 15 ; juin, 14 ; juillet, 8 ; août, 11 ; septembre, 10 ; octobre, 6 ; novembre, 4 ; (fin de l'hivernage) décembre, 4.

Celui de l'ambulance (53) se répartit ainsi qu'il suit :

février, 3 ; mars, 3 ; avril, 2 ; mai, 7 ; juin, 10 ; juillet, 5 ; août, 6 ; septembre, 5 ; octobre, 3 ; novembre, 3 ; décembre, 6.

Les chiffres 79 et 53 ne doivent pas être ajoutés l'un à l'autre ; il faut au contraire les considérer séparément, car la plupart des malades traités à l'ambulance centrale provenaient des navires.

Nous avons recherché avec le plus grand soin quelle pouvait être l'étiologie de la colique sèche sur laquelle M. Lefèvre, directeur du service de santé de la marine à Brest, a, depuis quelques années, attiré l'attention du monde médical par la publication d'un livre remarquable (1) et diverses communications à l'Académie (2). Eh bien, le dirons-nous ? l'empoisonnement saturnin dont M. Lefèvre fait dépendre la colique sèche endémique, ne nous a paru rien moins que prouvé. Nous ne voudrions pas nier absolument que parmi les coliques avec constipation que nous avons observées pendant notre séjour en Cochinchine, il n'y eût rigoureusement un certain nombre de coliques de plomb. Nous accordons le contraire. Mais à côté de ces coliques saturnines dont nul pays n'est exempt et auxquelles sont seuls exposés d'ailleurs ceux qui manipulent des composés plombiques ou qui, par accident, absorbent

(1) *Recherches sur les causes de la colique sèche observée sur les navires de guerre français, particulièrement dans les régions équatoriales et sur les moyens d'en prévenir le développement.* Paris, 1859.

(2) *De la nécessité d'établir une surveillance sur la fabrication des poteries vernissées au plomb.* (Ann. d'hyg., 1861, t. XV, p. 175.) — *De l'emploi des cuisines et appareils distillatoires dans la marine.* (Ann. d'hyg., 1862, t. XVII, p. 210.)

du plomb sous quelque forme que ce soit, il est évident pour nous qu'il règne en Cochinchine des coliques sèches d'une autre nature, quoique semblables pour la forme. Ce qui nous confirme dans cette opinion, c'est que les deux sources d'intoxication signalées comme les plus actives, l'eau de la cuisine distillatoire et l'eau du charnier, ne peuvent être incriminées ici, puisque d'une part l'eau qui sert à la boisson est prise à terre dans les puits de la localité et que, de l'autre, la plupart des navires de l'expédition partis de France à la fin de l'année 1859, c'est-à-dire après avoir reçu les améliorations proposées par M. Lefèvre lui-même, avaient des charniers munis de siphons et de biberons en bois, conditions qui préservaient l'acidulage de toute altération. Ces deux causes d'intoxication auxquelles on a fait jouer un si grand rôle dans la production de la maladie étant écartées, que reste-t-il à invoquer pour expliquer l'invasion de la colique sèche sur des sujets que leur profession tient éloignés de la machine, qui n'ont manipulé ni mastic, ni minium et qui, dans leurs repas, ne se sont jamais servis de gobelets en étain ou d'autres ustensiles plombifères? Un grand nombre de malades sont pourtant dans ce cas, 36 sur 53 parmi ceux traités à l'ambulance principale.

Dans une question qui est en ce moment encore controversée, où l'on trouve des éléments contradictoires, il importe de les rectifier quand la chose est possible.

Ainsi, dans sa thèse inaugurale, M. Cras (1), alors

----

(1) *Remarques sur la colique sèche*, thèse de Paris, février 1863, p. 35.

chirurgien de 2ᵉ classe, signalait les navires de la première expédition comme ayant surtout été éprouvés par la colique sèche, et il n'hésite pas à en rattacher la cause aux tuyaux éjecteurs de la cuisine distillatoire, ainsi qu'aux tuyaux en fer-blanc des charniers avec suçoirs en plomb.

Mais, indépendamment de ce que l'on peut objecter que les navires de cette même expédition, munis des mêmes appareils, ont été très-diversement éprouvés, puisque si, pendant l'année 1861, la *Mitraille* a compté 10 cas de colique sèche, l'*Avalanche* n'en a enregistré que 5, la *Fusée* 3, l'*Alarme* 1, et la *Dragonne* aucun, il est significatif de faire connaître que des résultats de tous points semblables ont eu lieu sur les navires de la nouvelle expédition qui avaient reçu les installations proposées par M. Lefèvre lui-même, je veux dire des siphons et des biberons en bois que je mentionne seulement, puisque les hommes ne faisaient pas usage d'eau distillée. C'est ainsi que l'*Impératrice-Eugénie* en a offert 8 cas, le *Rhône* 7, le *Monge* 6, la *Renommée* 5, la *Garonne* 3, la *Nièvre* 2, l'*Entreprenante* 1, etc.

Dans l'impossibilité où nous sommes de découvrir chez la plupart des malades l'agent toxique qui aurait déterminé cette douloureuse affection, après avoir vécu au milieu d'eux, les avoir suivis pas à pas et nous être assurés qu'ils ne nous ont pas trompés, malgré l'autorité du nom de M. Lefèvre, nous ne saurions reconnaître à la colique sèche endémique l'étiologie que lui assigne le savant directeur de l'école de Brest.

Est-ce à dire que nous contestions l'utilité de son

livre et que nous ne rendions pas hommage à la courageuse initiative dont il a fait preuve ? Loin de là. Nous reconnaissons au contraire avec tous les médecins de la marine que M. Lefèvre a rendu un service important à l'hygiène en éveillant la sollicitude de l'administration sur une cause de maladie jusqu'alors passée inaperçue et en obtenant dans la construction des navires de l'État des réformes qui n'auront rien moins pour effet que de préserver un certain nombre d'hommes d'une affection non-seulement très-douloureuse, mais encore cruelle par ses suites.

La symptomatologie de la colique sèche endémique diffère-t-elle sensiblement de celle de la colique de plomb ? Le liséré de Burton a-t-il en séméiologie une valeur pathognomonique ? A la première question nous répondrons que nous n'avons observé aucun signe différentiel bien tranché entre la colique sèche endémique et la colique saturnine, que le commémoratif, la profession ou les habitudes du malade, son genre de vie, ses dernières occupations avaient pu seuls nous mettre sur la voie de la nature de la maladie. C'est dire que le liséré bleu des gencives n'est pas pour nous un signe certain, caractéristique de l'empoisonnement saturnin. Nous l'avons constaté en effet plusieurs fois, dans les commissions de santé, sur des malades anémiés, atteints de cachexie paludéenne et qui n'avaient jamais souffert de l'intestin. Qu'on n'aille pas croire que nous ayons confondu dans ces derniers cas l'état scorbutique des gencives avec le liséré de Burton. Les anémiques dont nous parlons présentaient aux deux mâchoires ou à l'une d'elles seulement une coloration anormale, un liséré bleu festonné, sans état fongueux des gencives, sans aucune altération de texture.

Le liséré gingival existe chez presque tous les individus atteints de colique sèche; seulement il est plus ou moins étendu. Quand il est partiel, il est quelquefois limité au feston gingival de une, deux ou trois dents de la mâchoire supérieure ou inférieure. Quoique très-fréquent, comme nous venons de le dire, il n'est cependant pas constant et on l'observe en outre, ne l'oublions pas, sur des sujets qui n'ont jamais été atteints de colique sèche ni d'intoxication saturnine. Ajoutons que les bains sulfureux prescrits à plusieurs malades n'ont déterminé chez eux aucune trace de sulfure de plomb.

Dans les coliques sèches qu'il nous a été permis d'observer, il n'y avait pas le plus souvent de rétraction du ventre ni des testicules, mais il existait des arthralgies. En ce qui concerne la paralysie, nous avons fait une remarque que nous croyons devoir consigner. C'est qu'au début de la maladie, la paralysie de la motilité est générale, qu'elle porte indifféremment sur tous les muscles sans affecter spécialement les extenseurs.

Pendant cette période où les mouvements ne sont qu'affaiblis, où il y a simple diminution de la force nerveuse, tous les malades peuvent ouvrir la main, étendre les doigts, la plupart d'une manière complète, quelques autres un peu moins complétement. Ce n'est qu'à la longue, dans les paralysies plus anciennes, lorsque le mouvement est aboli, que les extenseurs sont plus particulièrement frappés d'impuissance.

Si la colique sèche endémique n'est pas d'origine saturnine, à quelle cause faut-il la rapporter? Est-ce aux variations de la température? Nous ne le croyons pas, car, en Cochinchine, la température est uniforme. On peut même dire que le climat du pays est un type de climat constant. Ce qui nous fait encore rejeter cette opinion, c'est que le nord de la Chine, où la température est des plus inégales, nous en a offert de si rares exemples qu'on peut presque dire que cette affection y est inconnue.

Est-ce, comme le pense M. Fonssagrives (1), médecin en chef de la marine, à des effluves particuliers analogues aux effluves de marais et se dégageant comme eux des matières végétales en décomposition au sein d'une atmosphère chaude et humide?

Cette opinion n'a rien d'invraisemblable. Si c'est là pourtant la cause prochaine de la colique sèche endémique, il lui faut pour développer toute son activité, le concours de certaines conditions de température, d'hygrométrie et d'électricité atmosphérique. Parmi ces éléments météorologiques, les deux derniers, l'humidité et la tension électrique de l'atmosphère, paraissent jouer un rôle capital, car, comme nous l'avons dit, c'est surtout pendant l'hivernage, c'est-à-dire pendant la saison des pluies et des orages, que règne la colique sèche.

(1) *Archives générales de médecine*, 1852, p. 168. — *Traité d'hygiène navale*. Paris, 1856, p. 398.

Si cette affection est inconnue dans la Méditerranée, quoique plusieurs points de son littoral, la Morée, la Grèce, la côte de Syrie, soient en proie aux fièvres des marais, ce n'est pas, on le sait, que la chaleur fasse défaut, mais ne serait-ce pas parce que l'air y est sec et les pluies excessivement rares?

Chose singulière, la province de Mytho, pendant l'année que nous avons passée en Cochinchine, n'a pas présenté un seul cas de colique sèche. Il y avait pourtant en station sur ce point plusieurs bâtiments de guerre, presque tous à vapeur. Nous n'avons jamais pu nous expliquer cette particularité, les conditions climatériques étant d'ailleurs les mêmes.

Une autre question qui pour nous est restée insoluble est celle-ci : pourquoi dans certaines localités où elle est endémique, la colique sèche épargne-t-elle relativement les individus qui vivent à terre? Cette remarque avait déjà été faite à Pondichéry par M. Collas, médecin en chef de la marine (1); nous avons pu, à notre tour, la vérifier en Cochinchine.

En effet, sur les 53 malades observés à l'ambulance centrale de Saïgon, nous n'avons relevé que 3 cas provenant du service à terre : un chez un officier d'artillerie de marine, le second chez un sergent d'infanterie de marine et le troisième chez un ouvrier des constructions navales. D'un autre côté, les médecins militaires faisant partie de l'expédition nous ont déclaré à plusieurs reprises qu'ils n'avaient pas eu occasion d'étudier cette maladie chez les soldats. A quoi tient cette immu-

(1) *Revue coloniale*, 1852.

nité pour les uns et ce fâcheux privilége pour les autres?
Y aurait-il dans les conditions étiologiques de la colique
sèche un élément nautique qui en ferait une maladie
pour ainsi dire exclusive aux gens de mer ? Ce qui s'est
passé sous nos yeux en Cochinchine tendrait à le faire
croire. Cet élément nautique, hâtons-nous cependant
de le dire, nous l'avons vainement cherché. Nos suc-
cesseurs seront-ils plus heureux ? Ce qu'il y a d'incontestable, c'est que tous les individus que leur profession
rapproche des feux, tels que mécaniciens, chauffeurs,
cuisiniers, boulangers, coqs, infirmiers, sont particulièrement enclins à cette maladie et fournissent, toute
proportion gardée, un bien plus grand nombre de cas
que les autres. C'est ainsi que, parmi les 53 malades de
l'ambulance centrale, 18, c'est-à-dire le tiers, appartenaient aux professions spéciales que nous avons énu-
mérées, dont le personnel ne représente pas cependant
un dixième de l'effectif total. Cette prédisposition re-
connaîtrait-elle pour cause le surcroît de chaleur que ces
hommes ont à supporter et par suite une débilitation
plus rapide, l'anémie précédant presque toujours l'apparition de la maladie et paraissant même favoriser son
développement?

L'élément nautique qui semble se rattacher à l'étiologie de la colique sèche tiendrait-il, indépendamment
d'une température plus élevée, à l'humidité excessive
et concentrée des navires, où les métaux, on le sait,
s'oxydent si rapidement et où se développent avec tant
de promptitude les moisissures, toutes ces petites végé-
tations cryptogamiques qui recouvrent les substances

d'origine organique? Nous serions tenté de le croire, car pour nous la chaleur humide est un des principaux éléments du problème. Ou bien encore cette cause nautique serait-elle due aux effluves que dégagent, sous l'influence de la chaleur et de l'humidité, les amas de houille entassés dans les cavités du navire? Cette hypothèse de M. Fonssagrives (1) n'est peut-être pas sans fondement, surtout quand on considère la prédilection de la colique sèche pour les bâtiments à vapeur. Mais cette prédilection peut s'expliquer aussi par les conditions différentes de température et d'humidité des navires à vapeur et des navires à voiles, conditions qui dans le même climat sont toutes à l'avantage des bâtiments à voiles.

. En résumé, pour nous comme pour MM. Fonssagrives, Collas (2), Dutroulau (3), Chapuis (4) et Marroin (5), médecins en chef de la marine, la colique sèche endémique n'est pas d'origine saturnine, puisque, sans avoir été soumis aux causes d'empoisonnement signalées comme les plus puissantes, la plupart des équipages de l'expédition n'en ont pas moins payé leur tribut à la maladie.

Parmi les modificateurs telluriques ou atmosphériques qui, dans les pays chauds, paraissent concourir

(1) *Archives générales de médecine*, 1852, p. 169.
(2) *Revue coloniale*, 1852.
(3) *Gazette hebdomadaire de médecine et de chirurgie*, 1860.— *Compte rendu du livre de M. Lefèvre sur les causes de la colique sèche.*
(4) *Gazette hebdomadaire de médecine et de chirurgie*, 1860, n° 36, p. 578.
(5) *Histoire de la flotte française dans la mer Noire*, 1861, p. 202.

à la production de la maladie, et dont l'ensemble constitue l'influence climatérique, nous mettons en première ligne la chaleur humide, augmentée chez les hommes à professions spéciales de la chaleur et de l'humidité qu'entretiennent les feux et l'eau en ébullition.

Enfin, au point de vue où je me trouve placé, je suis porté à penser qu'il y a dans l'étiologie de la colique sèche un élément nautique, puisqu'il ressort de nos observations que l'affection n'a pas sévi sur les soldats, élément nautique encore indéterminé, il est vrai, mais qui pourrait bien n'être autre chose qu'un degré plus élevé de température et d'humidité.

Les bains prolongés, la belladone intùs et extrà, l'opium, les purgatifs, et à leur tête l'huile de croton tiglium, les irrigations froides sur le ventre, les lavements émollients continués pendant la convalescence; tels sont les moyens thérapeutiques qui nous ont paru les plus efficaces dans la première période de la maladie. Quand la paralysie est survenue, il faut employer l'électricité, les eaux sulfureuses, et enfin conseiller le changement de climat, seule ressource sur laquelle on puisse compter.

Je n'ai pas cru devoir donner à la colique sèche plus de développement que ne doit en comporter ma relation. En insistant sur son étiologie, j'ai cédé à un entraînement tout d'actualité. Rien n'est en effet plus digne d'intérêt, en pathologie, que l'étude de deux maladies dont la cause est différente, et les symptômes, la marche et le traitement entièrement semblables. Il

n'est pas moins curieux d'apprécier dans ses conséquences la divergence des opinions qui se sont pro-
duites à ce sujet.

Si l'expérience rigoureusement appliquée à la statistique avait appris que la colique sèche est fatalement,
à bord des navires, le partage exclusif des hommes qui
manient le plomb, l'opinion de M. Lefèvre aurait pour
elle toutes les présomptions ; mais comme il en est tout
autrement, on a cédé au désir d'étendre à tous les
malades frappés d'un mal analogue la même étiologie,
et de là la théorie exclusive du Directeur du service de
santé à Brest.

D'un autre côté, la plupart des médecins de la marine
ont, par l'observation, été conduits à une opinion dia-
métralement opposée ; car, rencontrant la colique sèche
sur des hommes, en plus grand nombre, qui n'avaient
aucun rapport avec le plomb, ils ont été amenés à con-
tester même l'action de ce métal sur les individus que
leur profession met le plus souvent en contact avec ses
composés.

Le livre de M. Lefèvre, en voulant faire prévaloir dans
l'esprit de ses contemporains l'étiologie saturnine de
la colique sèche, n'est arrivé jusqu'ici qu'à obtenir cette
concession, que la colique endémique des pays chauds
qui survient chez des hommes à professions spéciales,
peut être due au plomb, tandis que celle des individus
qui n'appartiennent pas à ces professions résiderait
dans l'influence climatérique.

Hépatite. — Endémique en Cochinchine, comme
dans tous les pays chauds, l'hépatite ne nous a rien

offert de particulier. Nous dirons seulement qu'elle n'est pas très-commune et que nous n'avons pas observé d'abcès du foie durant notre séjour.

MALADIES SPORADIQUES. — Parmi les maladies sporadiques, les affections catarrhales méritent seules une mention. Elles se sont montrées au mois de novembre (fin de l'hivernage) et ont coïncidé avec le changement de saison. Très-légères, peu tenaces, apyrétiques, elles n'envahissent guère que les bronches. Les pleurésies et les pneumonies sont tellement rares qu'on peut les dire exceptionnelles, circonstance qui dépose en faveur de l'uniformité de la température et de la constance du climat.

Si nous comparons maintenant entre elles les maladies endémiques de la Chine et de la Cochinchine, nous dirons que ce qui caractérise au premier chef la constitution médicale en Chine, ce sont les affections du tube digestif, diarrhée et dysenterie. Quoique très-graves parce qu'elles sont souvent pernicieuses, les fièvres paludéennes ne viennent qu'en second lieu.

En Cochinchine, au contraire, la maladie dominante c'est la fièvre des marais, mais sous sa forme la moins grave, presque toujours à l'état de simplicité et rarement pernicieuse. La diarrhée, la dysenterie, le choléra, la colique sèche, l'hépatite ne figurent qu'au second plan.

Diarrhée et dysenterie en Chine, fièvre paludéenne en Cochinchine, telle est donc, sous le rapport pathologique, la caractéristique la plus saillante des deux climats.

Je ne quitterai pas cet article sans parler de l'état de la vaccination en Cochinchine.

Avant notre arrivée, on n'avait pas vacciné que je sache. Désireux d'introduire dans cette contrée le bienfait de la vaccine et de préserver nos équipages des atteintes de la variole, qui, d'après le rapport des missionnaires, sévissait sur les indigènes, je pris les ordres de l'amiral, et cinq mères annamites avec leurs nourrissons furent envoyées à Singapore, à la fin du mois de décembre 1861, commencement de la saison sèche, pour y chercher le précieux préservatif. J'ai tout lieu de croire que de retour dans leur pays, porteurs d'une bonne vaccine, ces sujets auront servi à propager l'inoculation vaccinale qui, je le sais, a été faite depuis. Mon départ pour France, qui a eu lieu sur ces entrefaites, m'empêche de donner sur ce point des renseignements plus complets.

Art. 2. — Clinique externe.

La clinique externe comprend : 1° les blessures, 2° les maladies chirurgicales, 3° les maladies vénériennes, 4° les maladies de la peau.

1° BLESSURES. — Presque toutes par armes de guerre, les blessures ont été nombreuses, et variées comme on peut le voir par le tableau ci-joint :

TABLEAU.

TABLEAU DES BLESSURES PAR ARMES DE GUERRE

TRAITÉES AUX AMBULANCES MARITIMES.

SIÉGE DES BLESSURES.	BLESSURES PAR ARMES A FEU.			BLESSURES PAR INSTRUMENTS piquants et tranchants.		OBSERVATIONS.
	COUPS DE FEU.	PLAIES CONTUSES	CONTUSIONS.	PIQURE DE BAMBOU	COUPS DE LANCE.	
Tête	6	4	2	»	1	
Cou	»	»	»	»	2	
Poitrine............	3	7	5	»	1	
Abdomen...........	3	»	»	»	»	
Épaule	8	4	2	»	»	
Bras	8	1	1	»	1	
Avant-bras..........	10	1	»	»	»	
Main...............	6	4	2	»	»	
Hanche.............	2	»	»	»	1	
Cuisse.............	8	6	1	»	»	
Jambe.............	13	7	3	»	»	
Pied	3	9	4	3	»	
	70	43	20	3	6	
TOTAL GÉNÉRAL..			142			

OPÉRATIONS.		CHIRURGIENS.	RÉSULTAT.		BLESSÉS, MORTS SANS OPÉRATION.		
			GUÉRIS.	MORTS.	GENRE DE BLESSURE.		CAUSE DE LA MORT.
Amputation :		MM.			Coups de feu :		
— de la cuisse ...	1	LAURE	1	»	— à l'épaule...	2	Tétanos.
— de la jambe ...	2	LAURE	»	1	— à l'abdomen.	2	Infection putride, péritonite.
		ROMAIN	1	»			
— de l'avant-bras.	1	CRAS...........	1	»	— à la poitrine.	1	Résorption purulente.
Désarticulation :							
— du coude......	1	ROMAIN	1	»			
— du poignet	1	G. DE LESPINOIS.	1	»			
Suture de l'intestin	1	ROMAIN	»	1			
	7		5	2		5	

Parmi les plaies d'armes à feu que nous avons eu à traiter, nous signalerons en premier lieu les **coups de feu à l'épaule**, à cause de leur extrême gravité.

Sur trois blessures de ce genre qui se sont offertes à notre observation, deux se sont compliquées de tétanos et ont eu une terminaison funeste ; la troisième a nécessité la résection de la tête de l'humérus.

La gravité de ces blessures, les douleurs intolérables qui les accompagnent, le tétanos qui en est la conséquence, nous paraissent tenir à la présence dans la région affectée d'un plexus nerveux considérable, le plexus brachial, dont la lésion est à peu près inévitable dans les coups de feu suivis de fracture. Mais, faut-il se hâter en pareil cas de pratiquer la désarticulation du bras ou la résection de la tête de l'humérus ? Avant de prendre une telle détermination, il est essentiel d'apprécier toute l'étendue des désordres et d'asseoir convenablement le diagnostic. Y a-t-il ou non fracture ? Si la fracture existe, quel est son siége ? — L'humérus seul ou l'humérus et l'omoplate réunis. — La fracture est-elle simple ou comminutive ? Le coup de feu est-il à une ou deux ouvertures ? S'il est à une seule ouverture, où se trouve logé le projectile ? Questions difficiles à élucider et qui, pour la plupart, sont restées insolubles en présence des deux lésions qui, dans notre ambulance, ont amené le tétanos.

Chez l'un de ces blessés dont le coup de feu présentait les deux ouvertures d'entrée et de sortie, la fracture de l'humérus était évidente ; il avait même été facile de reconnaître une fracture comminutive, mais le gonflement considérable des parties, l'intensité des douleurs, la fièvre traumatique, et enfin, les doutes que nous conservions sur l'intégrité de l'omoplate nous firent ajourner toute décision relative à une opération sanglante. L'opium fut administré à haute dose, 35, 40 centigrammes par jour pour combattre la douleur et les phénomènes convulsifs, des injections émollientes d'abord, puis chlorurées et détersives, de larges cataplasmes, un bandage approprié, tels furent les moyens mis en usage. Le tétanos n'en poursuivit pas moins sa marche et la mort survint le cinquième jour. L'autopsie révéla des désordres considérables dans les parties profondes de l'épaule. Il y avait dilacération des chairs et fracture comminutive non-seulement de l'humérus, mais encore de l'omoplate dont les fragments, la plupart mobiles, étaient si nombreux qu'on eût dit une carrière d'esquilles. En présence de ces lésions, combien ne dûmes-nous pas nous féliciter de n'avoir tenté chez ce malade aucune opération! La résection de la tête de l'humérus eût été, comme on le voit, insuffisante, la désarticulation du bras elle-même n'aurait enlevé que la plus petite partie du mal. Nous aurions donc compromis l'art sans sauver le malade.

Le second blessé qui fut également victime du tétanos avait reçu à l'épaule un coup de feu, à une seule ouverture faite par un biscaïen qui, selon toute apparence, s'était profondément logé dans les parties. La lésion paraissait simple, il n'y avait aucun signe de fracture, le gonflement était modéré, mais les douleurs si vives, qu'il fallut tout d'abord songer à les calmer, sauf à prendre ultérieurement une détermination plus grave. Malgré l'emploi de l'opium à haute dose, le tétanos se déclara presque aussitôt et le malade ne survécut que peu de jours à sa blessure. L'autopsie eût été pleine d'enseignements, mais le temps nous manqua pour la faire, et d'ailleurs une raison plus puissante encore nous y fit renoncer. Nous étions alors au plus fort de l'épidémie cholérique, et il importait, pour soutenir le moral des malades, de ne pas multiplier les autopsies, qui, dans une ambulance improvisée, ne peuvent que difficilement être tenues secrètes.

Le troisième blessé atteint à l'épaule (Bergeyre), sergent d'armes de la *Renommée*, avait été opéré sur le champ de bataille. Les indications de cette blessure avaient paru très-claires et la résection de la tête de l'humérus pratiquée avec beaucoup d'habileté par M. Didiot, médecin principal, avait donné un résultat immédiat très-satisfaisant. Bien que semées de quelques accidents, les suites de cette opération furent néanmoins très-heureuses. Une suppuration louable s'établit dans la plaie et le bourgeonnement ne tarda pas à se produire et à combler le vide. Seulement le travail fut long, entremêlé de quelques accès de fièvre, et entravé par un vaste abcès au dos, mais au bout de trois mois, le blessé était renvoyé en France à peu près complétement guéri, ayant naturellement perdu les mouvements de l'attache du bras, mais ayant conservé l'usage de la main et de l'avant-bras.

Parmi les blessés atteints **à la tête** se trouvait un matelot qui, à la suite d'une plaie contuse, avait présenté une hémorrhagie de la temporale. N'ayant pu saisir les bouts du vaisseau pour les lier, nous avions essayé d'arrêter l'écoulement sanguin avec une solution de perchlorure de fer au cinquième. Ce moyen hémostatique ayant échoué, nous eûmes recours à la compression par le classique nœud d'emballeur qui fut très-efficace et nous laissâmes ce bandage appliqué pendant plusieurs jours sans inconvénient pour le malade.

Les **plaies de poitrine** nous ont offert un cas bien intéressant, c'est celui d'un jeune aspirant de deuxième classe, M. Lesèble, qui, ayant reçu un coup de feu vers la région du cœur, fut transporté à l'ambulance dans un état qui nous inspira tout d'abord de vives inquiétudes. Gêne considérable de la respiration, étouffement, anxiété précordiale, face pâle, pouls petit, concentré, crachats sanguinolents, tout semblait indiquer une plaie pénétrante de la poitrine. Cependant, après un examen attentif de la blessure, le diagnostic devenait incertain. Il n'existait en effet qu'une seule ouverture du diamètre d'une balle, située à la partie supérieure du côté gauche de la poitrine. Cette plaie, dirigée obliquement en bas et en dedans, était peu profonde, car un explorateur introduit avec beaucoup de soin ne pénétrait pas au delà d'un centimètre. Il n'y avait pas de fracture et on n'observait autour de la blessure qu'un emphysème localisé. Le projectile d'ailleurs n'avait pu être retrouvé et le malade croyait le sentir au-dessous des fausses côtes, tantôt en avant, tantôt en arrière de la poitrine. Sous l'influence des opiacés et des antispasmodiques, nous vîmes céder peu

à peu cet appareil formidable de symptômes et nous
reconnûmes à notre grande satisfaction que tous ces
phénomènes n'avaient dû leur origine qu'à la surexci-
tation nerveuse du blessé. Cependant, après quelques
jours de bien-être, il y eut un retour des mêmes accidents et notamment de la dyspnée qui, au moment où
M. Lesèble fut renvoyé en France, empêcha la com-
mission de santé de se prononcer définitivement sur la
question de la pénétration ou de la non-pénétration de
la blessure. M. Lesèble que j'ai revu un an après,
était complétement rétabli et ne se ressentait plus de
cette lésion en apparence si grave.

Parmi les **plaies de l'abdomen**, nous devons signaler une plaie pénétrante produite par un biscaïen
qui, après avoir fracturé la tête du fémur, avait pénétré
dans le bassin pour sortir près de l'ombilic en entraî-
nant une anse intestinale. Transporté à bord de la *Renommée*, ce blessé reçut les soins de M. Romain qui
pratiqua immédiatement la suture de l'intestin. Le
surlendemain de l'opération, le malade succombait à
une péritonite.

Enfin, nous ne saurions passer sous silence un cas
de conservation bien remarquable du membre inférieur
chez un blessé qui, au premier abord, semblait présenter toutes les indications les plus formelles d'une
amputation immédiate. Nous voulons parler du sieur
Isch, premier maître de timonerie de l'*Alarme*, qui,
lors de l'attaque des forts de Bien-hoa, fut atteint
par un boulet qui laboura jusqu'aux os les deux tiers
inférieurs et postérieurs de la cuisse, le creux du jar-

ret et le tiers supérieur et postérieur de la jambe. La
plaie était si vaste, la perte de substance si considérable, qu'il paraissait impossible que la nature, même
secondée par l'art, fût assez puissante pour réparer
cette brèche.

Cependant, l'artère principale n'ayant pas été lésée,
ce qu'attestaient les battements de la tibiale postérieure derrière la malléole et le sujet étant doué d'une
vigoureuse constitution, l'on jugea prudent d'attendre
et de tenter la conservation. Le membre, disposé d'une
manière convenable, fut soumis pendant vingt jours
aux irrigations continues. Celles-ci maintinrent le trau-
matisme dans de justes limites. La plaie se détergea, le
bourgeonnement s'établit et, puisant ses matériaux
dans un sang riche et plastique, le travail de réparation
poursuivit sa marche jusqu'au bout. Un traitement
médical approprié seconda l'action des moyens chirur-
gicaux, et, quatre mois après sa blessure, Isch put re-
joindre la France où il fut réformé plus tard avec une
pension de retraite. Voici dans quelles conditions il
se trouvait alors : la cicatrisation était complète, mais
il y avait atrophie, paralysie et rétraction de la jambe,
d'où perte presque absolue de l'usage du membre inférieur. A son arrivée à Toulon, ce blessé, si intéressant,
avait été reçu dans les salles de M. Marcellin Duval,
directeur du service de santé de la marine, qui en fit
l'objet d'une savante leçon de clinique.

En dehors des blessures par armes de guerre, nous
n'avons relevé dans les rapports trimestriels qu'un petit nombre de lésions, à savoir : deux luxations de l'é-

paule et quelques fractures dont une de la colonne vertébrale, une des côtes, une du bras et une de la cuisse.

Maladies chirurgicales. — L'affection qui domine le groupe des maladies chirurgicales est l'*ulcère de Cochinchine* qu'on pourrait appeler *ulcère phagédénique* pour que sa dénomination seule, équivalant à une définition, en fît connaître la nature.

Pendant l'année 1861, il a été observé 92 de ces ulcères sur les bâtiments de l'escadre seulement : 6 au mois d'août, 23 en septembre, 25 en octobre, 20 en novembre, 18 en décembre.

Endémique dans le pays, l'ulcère phagédénique de Cochinchine n'épargne aucune race, différant en cela de l'ulcère de Mozambique et de la plaie de l'Yémen, qui ne s'observent que sur les indigènes ou des individus des types voisins. Les Européens, les Chinois, les Tagals (Malais d'origine), y sont également sujets. Seulement, les Annamites en présentent un bien plus grand nombre, en raison de leur état de misère et de malpropreté.

Presque toujours solitaire, il siège à peu près exclusivement aux membres inférieurs, rarement à la cuisse, très-souvent à la jambe et au pied. Nous n'avons observé qu'un très-petit nombre de cas où il siégeait à la fois aux deux jambes et un seul où les membres supérieurs eux-mêmes étaient envahis par des ulcères multiples.

De forme anguleuse, irrégulière, l'ulcère phagédénique présente des bords calleux, taillés à pic et déchiquetés. Son étendue est extrêmement variable, depuis 2 à 3 centimètres jusqu'à 12, 15 et au delà. Chez un Annamite, je l'ai vu occuper toute la circonférence du membre et presque sa hauteur totale.

Il débute le plus souvent par une petite élevure insignifiante à laquelle on ne prend pas garde, vu la fréquence dans le pays des éruptions cutanées dues à la chaleur : furoncles, lichen, ecthyma, élevure accompagnée de prurit que les malades écorchent et qu'ils finissent par rattacher à une égratignure ou à une piqûre de moustique. Le sommet de cette élevure se ramollit, devient noirâtre, se déchire et donne issue à un pus sanieux. Une excavation se forme, l'ulcère s'établit et gagne bientôt en surface et en profondeur. Abandonné à lui-même, il peut s'étendre indéfiniment jusqu'à envahir la totalité du membre, ou bien, s'il reste limité en surface, il gagne sans cesse en profondeur, attaquant indistinctement sur son passage les parties molles et les parties dures. Son aspect grisâtre, l'ichor putride qui en découle, l'odeur fétide, *sui generis*, qu'il exhale ne laissent aucun doute sur sa nature. C'est un ulcère gangréneux dont la surface présente d'abord un détritus sanguin, puis des couches pultacées successives résultant de la mortification des parties constituantes du membre : peau, tissu cellulaire, aponévroses, muscles, tendons, cartilages, ligaments et os. L'infection putride est, chez les Annamites surtout, la terminaison ordinaire des ulcères phagédéniques de grande dimension, tandis que chez les Européens qu'on s'empresse de faire changer de lieu ou de rapatrier, la mort, qui s'observe plus rarement, est le résultat de l'anémie profonde que rien ne parvient à modifier.

L'ulcère phagédénique de Cochinchine atteint les Annamites sans distinction d'âge et de sexe. Pour les Européens en général adultes et tous du sexe masculin, j'ai remarqué que la condition exerçait quelque influence sur son développement, car aucun officier n'en a été atteint. Quoique l'anémie et l'affaiblissement de la constitution prédisposent le plus souvent à cette maladie, j'ai vu néanmoins des matelots, robustes en apparence, ne pas en être épargnés. Assurément, l'influence climatérique joue ici le principal rôle, mais pour les Annamites, il faut encore tenir compte des conditions hygiéniques fâcheuses dans lesquelles ils vivent, tant sous le rapport de l'alimentation qu'au point de vue de l'habitation, des vêtements, de la propreté, de tout ce qui constitue le bien-être en un mot. Le poisson pourri, quelques légumes préparés, le riz, telle est, avons-nous dit, la base de leur nourriture. Évidemment il y a là insuffisance et mauvaise qualité à la fois.

L'ulcère phagédénique de Cochinchine diffère de l'ulcère de Mozambique, décrit par M. Vinson (1), par deux caractères bien tranchés : 1° en ce qu'il n'est pas contagieux, 2° en ce qu'il est gangréneux au lieu d'être fongueux, et de la plaie de l'Yemen décrite par M. le docteur Ant. Petit (2), en ce que ce dernier ulcère n'attaquerait *jamais* les Européens.

Loin d'avoir observé l'anesthésie dont parlent messieurs de Comeiras et J. Rochard (3), j'ai toujours remar-

---

(1) *Union médicale*, 1857.
(2) Lefebvre, *Voyage en Abyssinie*, t. I, p. 381.
(3) *Archives générales de médecine*, 1862, p. 675.

qué chez les malades atteints d'ulcère phagédénique une sensibilité très-vive dans le membre affecté, qui va jusqu'à leur arracher des cris quand on veut les panser, et surtout lorsqu'on veut les soumettre à un traitement un peu énergique, la cautérisation, par exemple.

L'ulcère phagédénique de Cochinchine ressemble sous quelques rapports à la pourriture d'hôpital, mais il en diffère 1° en ce qu'il est primitif, qu'il se développe d'emblée, tandis que celle-ci est toujours secondaire, consécutive; 2° en ce qu'il est endémique, 3° et enfin en ce que la pourriture d'hôpital reconnaît pour cause une viciation de l'air produite par l'encombrement, tandis que l'ulcère phagédénique dépend de l'influence climatérique : chaleur constante jointe à une humidité excessive.

A l'extérieur, la cautérisation avec les acides concentrés, les pansements avec l'eau chlorurée, la poudre de camphre et le styrax d'abord, puis le vin aromatique, à l'intérieur le vin de quinquina, les ferrugineux, une alimentation tonique et réparatrice, tel est le traitement le plus efficace à opposer à cette affection.

Parmi les caustiques mis à notre disposition, il en est un qui nous a rendu de très-grands services et dont nous ne saurions trop recommander l'usage, je veux parler de l'acide chlorhydrique pur, concentré dont je me suis servi pour mon compte presque exclusivement tant à bord de l'*Impératrice* qu'au dispensaire et à l'hospice annamite, qui étaient desservis par la marine, et où nous avons eu à traiter un grand nombre d'ulcères phagédéniques chez des indigènes des deux sexes. A l'exception de quelques cas graves dans lesquels les malades étaient entrés fort tard à l'hospice, alors qu'ils présentaient déjà des signes d'infection putride, je puis avancer qu'appliqué d'une manière convenable, cet acide a toujours modifié avantageusement l'aspect et la marche de l'ulcère. Il est évident, d'après ce que je viens de dire, que je suis loin de partager les craintes exprimées par M. Cras (1) au sujet de l'emploi de cet acide. Mais une seule cautérisation ne suffit pas. Il faut au contraire la renouveler aussi longtemps que la surface ulcérée présente un aspect grisâtre et pultacé, soit dans toute son étendue, soit seulement dans une de ses parties. Trois ou quatre cautérisations pratiquées à quelques jours d'intervalle l'une de l'autre sont ordinairement nécessaires. Je les ai rarement poussées au delà; mais, je le répète, il ne faut s'arrêter dans cette voie que lorsque le mal a changé de nature, que l'ulcère se déterge et que le travail de destruction est complétement enrayé. L'acide chlorhydrique doit être employé pur, fumant, à l'aide d'un pinceau de charpie qu'on presse légèrement en le retirant contre le goulot du flacon.

Malgré la douleur vive qu'il occasionne et qui oblige à faire contenir les malades comme pour la cautérisation au fer rouge, il faut, pour agir plus efficacement, promener le pinceau *lentement*, sur toute l'étendue de

(1) *Gazette des hôpitaux*, septembre 1862, p. 442.
Je n'ai pu consulter le mémoire que M. le docteur Champenois, médecin major de première classe, chef de l'ambulance du corps expéditionnaire de Cochinchine, a adressé à la Société de chirurgie sur l'ulcère de Saïgon, parce qu'il n'a pas encore été publié.

la surface ulcérée, et particulièrement sur les bords. Ce n'est qu'à ce prix qu'on peut obtenir un bon résultat. On panse ensuite avec un linge enduit de cérat et trempé dans l'eau chlorurée. Les jours suivants, à mesure que l'escarre se détache, on favorise la détersion de l'ulcère à l'aide de la poudre de camphre, du styrax et des modificateurs indiqués.

Chose singulière, d'après les rapports qui nous sont parvenus, la cautérisation avec le cautère actuel employé par plusieurs médecins et notamment par monsieur Gayme, à l'ambulance de Mytho, n'a jamais donné de résultats satisfaisants.

N'omettons pas de dire surtout que pendant notre séjour en Cochinchine l'amputation n'a jamais réussi contre l'ulcère phagédénique. Dans les cas où elle a été pratiquée, la gangrène a toujours envahi le moignon et amené une terminaison funeste. Aussi, sommes-nous d'avis qu'on doit la proscrire d'une manière absolue. Pour nous, en effet, l'ulcère de Cochinchine n'est que la manifestation locale d'un état général de l'économie, d'une dyscrasie. Je regrette de me trouver en désaccord sur ce point avec deux honorables confrères, M. le docteur Armand, médecin major de première classe (1), chef de l'hôpital militaire de Choquen, et M. Cras (2), que j'ai déjà cité. Il faut donc, avant tout, songer à combattre l'altération du sang par les toniques radicaux et analeptiques, l'alimentation, etc. Ce n'est qu'après le

(1) *Lettres de l'expédition de Chine et de Cochinchine.* (*Gazette médicale de Paris,* décembre 1862.)

(2) *Gazette des hôpitaux,* 1862, p. 441.

traitement médical et lorsque le sang est rétabli dans
sa composition normale, qu'on peut légitimement re-
trancher par l'amputation les parties altérées par le
mal, si celui-ci, quoique arrêté dans sa marche et modifié
heureusement par la cautérisation, a laissé à sa suite
une plaie anfractueuse hérissée d'os nécrosés et qui ne
soit pas susceptible de cicatrisation. Dans les cas les
plus graves même, lorsque les ulcères sont très-étendus,
qu'ils présentent des ouvertures fistuleuses et que l'os
ou les os du segment du membre sont malades en totalité, quoique l'amputation se présente à l'esprit comme
la seule ressource pour prolonger les jours du malade,
elle n'est pas non plus applicable, parce que la gangrène des ulcères, les chairs des membranes molles et bla-
fardes, les infiltrations imminentes ou déjà accomplies
dans les cavités séreuses, dénotent un état cachectique
qui enlève toute espérance de voir s'établir dans le moignon le travail de la cicatrisation.

Cette opinion est aussi celle de M. le directeur Marcellin Duval et de mon excellent maître et ami, M. le
docteur J. Roux, premier chirurgien en chef de la marine. Je suis autorisé à dire que dans deux de ces circonstances M. J. Roux a pratiqué à l'hôpital de Saint-
Mandrier deux désarticulations du genou qui furent
suivies d'insuccès. Dans un troisième cas où il renonça
à pratiquer l'amputation, le malade ne tarda pas à présenter une ascite prononcée, manifestation dernière du
défaut de vitalité de tout l'organisme. Inutile de dire
que le malade succomba peu de temps après.

L'ulcère de Cochinchine est éminemment sujet aux

récidives. Il faut dans tous les cas surveiller très-atten-
tivement le travail de réparation, exciter le bourgeonnement, le diriger et arrêter immédiatement par les
caustiques le travail ulcératif s'il venait à se reproduire.

Après l'ulcère phagédénique, la seule maladie chirurgicale qui mérite d'être signalée, c'est le furoncle
dont la fréquence et les éruptions multiples sont en
rapport avec l'influence tropicale.

MALADIES VÉNÉRIENNES. — Quoique assez communes
encore, les maladies vénériennes ont cependant perdu
de leur fréquence depuis l'établissement d'un dispensaire dû à l'initiative de M. Julien, chirurgien de première
classe, chargé du service médical à Saïgon avant la dernière expédition. Je ferai d'ailleurs ici la même remarque que précédemment. En Cochinchine, les affections
dont il s'agit empruntent au climat dans lequel elles
se développent une intensité et une rapidité d'évolution qui les rendent plus redoutables. Ajoutez à cela
que le traitement antisyphilitique est difficilement sup-
porté dans un climat aussi débilitant et que, par suite,
il est souvent nécessaire de renvoyer en France les malades atteints de syphilis constitutionnelle.

MALADIES DE LA PEAU. — Parmi les maladies de la
peau, nous n'en citerons que deux, à cause de leur prédominance : le lichen tropicus et l'ecthyma.

Le **lichen tropicus** (Bourbouilles), auquel tous les
individus à peau fine et délicate ont payé un tribut plus
ou moins marqué, nous a présenté toutes les variétés
assignées par les auteurs à cette inflammation cutanée.
La forme érythémateuse (lichen agrius) est de toutes

la plus incommode. Comme la fièvre paludéenne, le lichen tropicus est une maladie à récidives. En général, on n'en est pas quitte pour une seule éruption. Le mal reparaît de temps en temps, en diminuant toutefois d'intensité. Quelle que soit la variété dont on est atteint, le lichen tropicus est une des causes les plus générales de malaise. Les lotions fraîches, les bains froids, les applications de linges mouillés sur les parties enflammées, plus tard les lotions avec l'eau blanche, tels sont les moyens les plus efficaces pour combattre cette éruption et calmer le prurit intolérable auquel donne lieu surtout la forme papulo-érythémateuse.

Beaucoup moins fréquent que le lichen, mais néanmoins très-commun, l'**ecthyma** s'est montré principalement à partir du mois de juillet. En Cochinchine plus qu'ailleurs, les membres inférieurs sont le siége de prédilection de cette affection pustuleuse, qui motive un grand nombre d'exemptions de service. Elle passe facilement à l'état chronique, et souvent on ne peut en obtenir la guérison qu'à l'aide d'un repos prolongé dans la position horizontale, et d'un traitement méthodique, dont les cataplasmes, les digestifs, les excitants, les antiseptiques, et, à l'intérieur, le vin de quinquina et un régime substantiel font la base. Plus d'une fois, comme je l'ai dit plus haut, cette affection a dégénéré en ulcère rebelle et même en ulcère phagédénique de Cochinchine. C'est bien à tort, selon nous, qu'on a attribué cet ecthyma à des piqûres de moustiques. S'il en était ainsi, c'est au visage et aux mains, c'est-à-dire aux parties habituellement découvertes, qu'on devrait le rencontrer. Il n'en est rien cependant, puisque c'est presque toujours aux membres inférieurs qu'on l'observe. Concluons donc qu'en Cochinchine, l'ecthyma, comme le lichen, ne reconnaît d'autre cause que l'influence tropicale.

Après les considérations médicales que nous venons d'exposer, il nous reste à faire connaître le mouvement des malades traités dans les hôpitaux ou ambulances maritimes pendant l'expédition de 1861, ainsi que le nombre des malades renvoyés en France, ou dirigés sur l'hôpital de Macao, durant la même période.

ÉTAT DES MOUVEMENTS DES MALADES

TRAITÉS AUX AMBULANCES

DE SAIGON, DE CHOQUAN, DE MYTHO, DU FORT DU SUD ET DE BIEN-HOA.

Ambulance principale de Saïgon,

Du 1er Janvier au 31 Décembre 1861 (1).

MOIS.	ENTRÉS.	ÉVACUÉS sur FRANCE.	sur MACAO.	RENTRÉS au CORPS ou A BORD.	DÉCÉDÉS.	OBSERVATIONS.
Janvier	203	»	»	178	4	
Février	263	»	»	217	15	
Mars	353	15	»	273	37	
Avril	189	»	»	165	16	
Mai	255	120	50	149	22	
Juin	209	»	»	159	13	
Juillet	180	68	»	139	6	
Août	175	19	»	111	8	
Septembre	144	»	30	119	11	
Octobre	237	46	23	191	4	
Novembre	248	»	»	180	9	
Décembre	318	»	»	221	25	
TOTAUX	2774	268	103	2102	170	

Ambulance maritime de Choquan,

Du 24 Février au 31 Décembre 1861 (2).

MOIS.	ENTRÉS.	ÉVACUÉS sur FRANCE.	sur MACAO.	RENTRÉS au CORPS ou A BORD.	DÉCÉDÉS.	OBSERVATIONS.
Du 24 février au 1er avril	326	»	»	226	62	
Avril, mai et juin (2e trimestre)	458	34	8	337	19	
Juillet	112	26	»	136	3	
Août	97	»	»	67	3	
Septembre	165	»	»	122	5	
Octobre	79	13	25	86	5	
Novembre	117	»	»	76	4	
Décembre	103	»	»	117	1	
TOTAUX	1457	73	33	1167	102	

(1) MM. Veyron-Lacroix, Gantelme, Belain-Lamotte, successivement chargés du service.

(2) MM. Chabassu, Delmas, chargés du service.

MOIS.	ENTRÉS.	ÉVACUÉS.		RENTRÉS au CORPS ou à BORD.	DÉCÉDÉS.	OBSERVATIONS.
		sur FRANCE.	sur MACAO.			

Ambulance de Mytho (1),
Du 1er Juin au 31 Décembre 1861 (2).

MOIS.	ENTRÉS.	sur FRANCE.	sur MACAO.	RENTRÉS.	DÉCÉDÉS.	
Juin............	62	»	»	52	6	
Juillet..........	135	14	»	98	13	
Août...........	123	»	»	71	13	
Septembre	90	»	»	66	18	
Octobre........	104	25	»	65	10	
Novembre.......	105	»	»	95	5	
Décembre.......	83	20	»	112	8	
TOTAUX....	702	59	»	559	73	

Ambulance du Fort du Sud (vénériens) (3),
Du 1er Mars au 30 Septembre 1861 (4).

MOIS.	ENTRÉS.	sur FRANCE.	sur MACAO.	RENTRÉS.	DÉCÉDÉS.	OBSERVATIONS.
Mars............	60	»	»	28	1	A partir du mois
Avril........ ...	50	»	»	42	»	d'octobre, on a sup-
Mai......... ...	57	»	»	67	»	primé l'ambulance
Juin............	50	»	»	41	»	du fort du Sud, et
Juillet	52	»	»	46	»	les vénériens ont été
Août..........	29	»	»	34	»	transférés à l'ambu-
Septembre	48	»	»	35	»	lance principale qui
TOTAUX....	346	»	»	293	1	s'était accrue de nouveaux bâtiments.

Ambulance de Bien-Hoa (5),
Du 15 Décembre 1861 au 1er Janvier 1862.

MOIS.	ENTRÉS.	sur FRANCE.	sur MACAO.	RENTRÉS.	DÉCÉDÉS.	
Décembre....... 2e quinzaine.	12	»	»	»	1	

RÉSUMÉ.

Totaux partiels pour :	ENTRÉS.	sur FRANCE.	sur MACAO.	RENTRÉS.	DÉCÉDÉS.	
Saïgon........	2774	268	103	2102	170	
Choquan......	1457	73	33	1167	102	
Mytho	702	59	»	559	73	
Fort du Sud...	346	»	»	293	1	
Bien-Hoa......	12	»	»	»	1	
TOTAUX GÉNÉR..	5291	400	136	4121	347	

(1) Ambulance mixte dirigée d'abord par M. Champenois, médecin major de 1re classe, et desservie ensuite par la marine.
(2) MM. Dugé de Bernouville, Gayme, chargés du service.
(3) MM. de Carové, Aurillac, Hennecart, Aude, Lelarge, chargés du service.
(4) Les mouvements des mois de janvier et février sont compris dans l'état de l'ambulance principale.
(5) M. Veyron-Lacroix, chargé du service.

ÉTAT DES MOUVEMENTS DES MALADES

TRAITÉS

A L'HOPITAL DE MACAO ET A L'AMBULANCE DE CANTON.

Hôpital de Macao,

Du 1er Janvier au 1er Décembre 1861 (1).

MOIS.	RENTRÉS.	ÉVACUÉS sur FRANCE.	ÉVACUÉS sur MACAO.	RENTRÉS au CORPS ou A BORD.	DÉCÉDÉS.	OBSERVATIONS.
Janvier	190	»	»	56	16	
Février	63	»	»	59	10	Parti de Saïgon le
Mars	17	54	»	48	4	15 janvier 1862, je
Avril	5	»	»	28	2	n'ai pu recevoir l'é-
Mai	150	12	»	10	10	tat du mois de dé-
Juin	16	13	»	37	6	cembre.
Juillet	45	28	»	74	3	
Août	106	»	»	20	7	
Septembre	33	»	»	76	2	
Octobre	38	»	»	39	6	
Novembre	91	»	»	72	7	
TOTAUX	754	107	»	519	73	

Ambulance de Canton,

Du 1er Janvier au 16 Octobre 1861 (2).

MOIS.	RENTRÉS.	ÉVACUÉS sur FRANCE.	ÉVACUÉS sur MACAO.	RENTRÉS au CORPS ou A BORD.	DÉCÉDÉS.	OBSERVATIONS.
Janvier	131	»	74	41	1	
Février	41	»	»	18	1	Canton fut évacué
Mars	50	»	9	49	1	le 20 octobre par
Avril	37	»	»	43	»	les troupes alliées.
Mai	51	»	3	33	»	
Juin	53	»	28	46	1	
Juillet	68	»	»	40	3	
Août	62	»	»	62	»	
Septembre	40	»	17	31	1	
Octobre	29	»	13	19	1	
TOTAUX	562	»	144	382	9	

(1) MM. Thierry, Sabatier, chargés du service.

(2) M. Belain-Lamotte, chargé du service.

ÉTAT RÉCAPITULATIF
DES MALADES DE L'ESCADRE ET DU CORPS EXPÉDITIONNAIRE RENVOYÉS EN FRANCE
Du 12 Mars 1861 au 15 Janvier 1862.

NOMS des TRANSPORTS.	DESTINATION.	NOMBRE de MALADES.	DATES DU DÉPART de SAIGON.	OBSERVATIONS.
DRYADE......	Suez.	170	30 mars.	
SAÔNE.......	Ile de la Réunion.	140	31 mai.	
JAPON.......	Suez.	50	Id.	
CALVADOS....	Id.	125	8 juillet.	
EUROPÉEN ...	Id.	120	28 juillet.	
JURA.	Id.	111	4 août.	
RHÔNE......	Id.	160	22 octobre.	
JAPON.......	Id.	200	15 janv. 1862.	
TOTAL.....		1076		

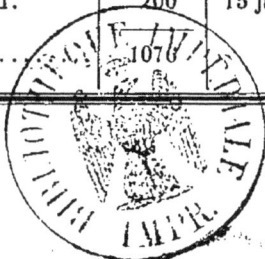

FIN.

TABLE DES MATIÈRES

DEUXIÈME PARTIE

EXPÉDITION DE COCHINCHINE.

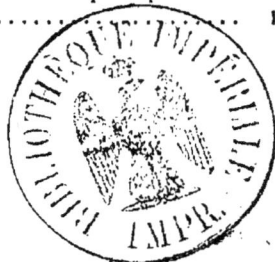

FIN DE LA TABLE DES MATIÈRES.

CORBEIL. — TYP. ET STÉR. DE CRÉTÉ.

www.ingramcontent.com/pod-product-compliance
Lightning Source LLC
Chambersburg PA
CBHW050118210326
41519CB00015BA/4018